PT・OT・STのための

現場のギモン
Q&A 77

編著　森田秋子　後藤伸介
　　　坂田祥子　宮田昌司

三輪書店

はじめに

. . . .

　2000年に回復期リハビリテーション病棟と介護保険制度がスタートして，20年以上が経過しました．その間に療法士の数は右肩上がりに増え続け，リハビリテーションに対する社会の認知度も，ずいぶん高くなってきたと感じます．

　日本社会の少子高齢化は一段と進み，医療・福祉をめぐる状況は大きく変化しつつあります．急激な社会構造の変化のなかで生まれる新しいニーズに対して，リハビリテーションもまた，新たなかたちでの貢献を求められているのだと考えられます．

　療法士の現状をみると，急性期，回復期，生活期のいずれの病期に所属していても，日々の業務に追われ，忙しい状況が増していると感じられます．自分が所属する病期の特徴は理解していても，長期にわたるリハビリテーションの推移や，それぞれの時期の間に必要となる連携について，しっかりと学び，理解する機会は，必ずしも多くありません．そのために，起こりうる事象をしっかりと見据えた早めの退院支援や，能力の変化に柔軟に対応するための多職種連携などがうまく進まずに，患者さんや利用者さんに不利益が生じてしまうことも，少なくない現状にあると感じます．

　今後数十年にわたり続いていくことが予想される高齢社会のリハビリテーション支援においては，「参加」支援が大きな鍵を握っていると思われます．そして，より充実した参加支援を行うために，多施設・多職種の理解と連携がリハビリテーションの軸となっていくでしょう．

　本書は，臨床経験の長いベテラン療法士が集まり，侃々諤々の議論を行いながら，若い療法士が迷いやすい疑問に対して，なるべくわかりやすい答えをまとめてみました．ここに書いてあることは唯一の正解ではないかもしれませんが，「困った」「どうしよう」と思っている皆さんにとって，何かしらの示唆とヒントを与えてくれるものと思います．

　未来ある理学療法士，作業療法士，言語聴覚士が，迫りくる時代の課題に逞しく立ち向かい，リハビリテーションによって社会が希望の光で照らされるよう，心から期待しています．

2023年3月

編著者一同

目次

● Ⅱ カンファレンス編

会議の運営

ICFの活用

● Ⅲ 退院支援編

退院支援

生活期への連携

● IV 生活期リハビリテーション編

生活期の理解

回復期との連携

∞ **Memo**

💬 **作業療法士のひとこと**

💬 訪問療法士のひとこと

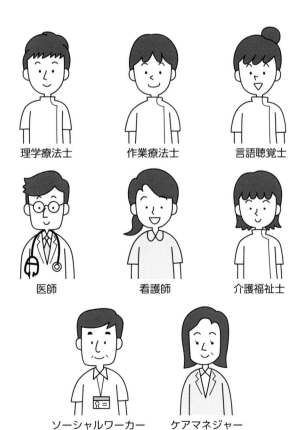

理学療法士　作業療法士　言語聴覚士

医師　看護師　介護福祉士

ソーシャルワーカー　ケアマネジャー

編著者一覧

言語聴覚士

森田秋子

鵜飼リハビリテーション病院

理学療法士

後藤伸介

やわたメディカルセンター

作業療法士

坂田祥子

東京湾岸リハビリテーション病院

理学療法士

宮田昌司

リニエ訪問看護ステーション横浜青葉

I　多職種アプローチ編

Ⅰ　多職種アプローチ編　役割分担

Q1　PTは基本動作をみる職種ですか.

KeyWord　理学療法士，基本動作，身体機能

A ●基本動作である起居・移動動作だけでなく，セルフケアなどの活動も含めて，それらの "基本的" な動作能力を回復させることがPTの専門的な役割です.

解説 1　基本動作とは

　一般的に基本動作とは，寝返り・起き上がり・座位保持などの起居動作と，歩行・階段昇降などの移動動作の総称です．往々にしてPTは，この基本動作にしか関わらず，食事や更衣に関する上肢機能の回復や，その動作練習はOTなどの他職種に任せっきりにしていることがあります.

　理学療法は，運動などの物理的手段を用いることによって動作能力を回復・改善させる医療技術であり，起居・移動動作や下肢機能に限られているものではありません（図1）．PTは，どのような動作であっても，どの身体部位であっても，必要な理学療法スキルを発揮することが大切であり，それによって，より多くの様々な患者さんの役に立つことができる職種です.

解説 2　PTの役割

　日常生活における様々な行為は，何らかの欲求や意思，外界からの刺激や情報の影響を受けながら実行されています．これらを適切に理解・判断・決定する認知能力が伴っていなければ，思いどおりの行為や，環境に適応した行為を行うことは難しくなります．そのため，臨床場面においては，運動能力と認知能力は一体的に働くものとして考える必要があり，PTは，認知能力についての理解も深めていかなければなりません.

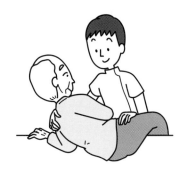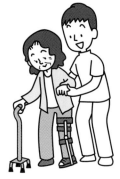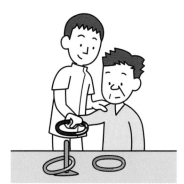

図1　様々な動作能力

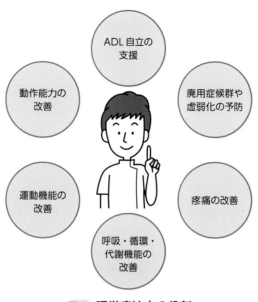

図2 理学療法士の役割

呼吸・循環機能や代謝機能も，運動などを用いて改善させうる身体機能であり，これらは健康的な日常生活をおくるための重要な要素でもあります．介護予防や健康増進の面でも，生活機能や健康状態を包括的にみることができるPTが求められ，呼吸・循環・代謝機能の状態を踏まえて活動能力の維持・向上を図っていくことが大切です．

疼痛は，その原因や病態などに応じて治療が行われますが，その一つとして物理療法（温熱・寒冷療法，電気刺激療法など）や運動療法が行われます．また，身体的・精神的・社会的な因子が絡み合っていることもあり，心理社会的なアプローチが必要となることもあります．この場合も，PTはチームの一員として力を発揮することが期待されます．

理学療法は，動作能力の回復・改善を目的とした医療技術ですが，それは患者さんのリハビリテーションのために行われるものでなければなりません．すなわち理学療法は，「参加」や「活動」を再建・向上させるために行われていることが大切です．決して「動作」レベルの改善だけに止まってはなりません．そのためにも，PTの専門外であっても，関連した領域について一定レベルの知識と技術を身につけておくことが求められます．それにより，リハビリテーションチームにおける相互の協力が円滑となり，他職種との意見交換も積極的に行えるようになります（図2）．

∞ Memo   理学療法とは

理学療法は，法律で次のように定められています．
「理学療法とは，身体に障害のある者に対し，主としてその基本的動作能力の回復を図るため，治療体操その他の運動を行なわせ，及び電気刺激，マツサージ，温熱その他の物理的手段を加えることをいう.」
理学療法士及び作業療法士法（昭和40年6月29日）第二条より

Ⅰ　多職種アプローチ編　役割分担

Q2　PTはなぜセルフケアをみないのですか.

KeyWord　理学療法士，PT専門性，セルフケア動作

- PTであっても，運動や動作の側面からセルフケアに関わることが期待されます.
- PTは，一連のセルフケア動作を運動学的に分析し，課題となる動作工程や運動 要素を理学的に評価し，その基本的な動作の再学習を促すスキルをもっている はずです.
- 患者さんのために，あなたの理学療法技術を積極的に発揮していきましょう.

解説 1　専門性の再考

　　日本のリハビリテーション医療は，「身体障害」と「精神障害」を分けてみる傾向が根強く残っており，「身体障害」はさらに「上肢」と「下肢」に分離され，「上肢」をOTが，「下肢」をPTが担当してみていく風潮があります. それによって，一見して上肢の動作にみえてしまう「セルフケア動作」はOTが，下肢の動作にみえる「歩行」はPTが行うという役割分担になっていることが多いと思われます.

　　昭和から平成初頭の時代にはPTやOTの数も少なく，1日に20 ～ 30人の患者をみるのが当たり前の病院も多くありました. そのため，「歩行」「食事」「排泄」といった優先度が高いADLにしか対応できず，PTとOTはADLを分担せざるを得ない状況もあったかもしれません. また，当時のリハビリテーションは脳卒中を中心とすることが多く，運動麻痺の回復，すなわち機能訓練が主流でした. そのため，PTもOTも運動麻痺を改善させることに主眼が置かれ，上肢機能はOTが，下肢機能はPTが専門とするスタイルになっていったように思われます.

　　昨今はPT・OTの人数も増え，リハビリテーション医療はADLの自立に重点を置くようになりました. その流れのなかで，それぞれの専門性の本質が問われ，これまでの役割分担の形についても再考されつつあります.

解説 2　動作としてのセルフケア

　　食事の場合，茶碗の中のごはんを箸で口に運ぶ動作は，その多くは上肢の動作で行われています. しかし，その上肢動作を可能としているのは，姿勢を安定させる座位保持機能と，上肢の重量と動きを支える体幹の安定化機能です. そして，その座位保持は，両足を地面に着け股関節伸展力などを発揮し広い支持基底面をつくることによって成されています. このように，食事動作における上肢のスムーズな動きは，下半身での十分な支持基底面と重心可動性によって担保されています. また，骨盤・脊柱・肩甲帯のアライメントによっても肩甲

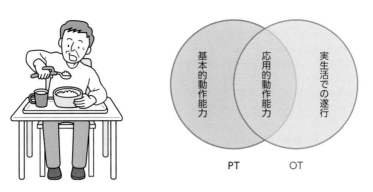

図 セルフケア動作におけるPT・OTの役割分担

上腕関節の可動域は変わりますので，上肢動作は姿勢の形態によっても影響を受けています．

　このように，セルフケア動作は運動学的に分析され，課題となる動作工程や運動要素を理学的に評価することが重要です．そして，その基本的な動作の再学習を促し，実生活の多様性にも適応できるように応用的な動作能力へと段階的にレベルアップさせていきます．

　OTも応用的な動作能力に関わりますが，その練習が実生活での主体的な遂行につながっていくように作業を展開させていくところに専門的な特長があります（図）．

解説3 手が苦手なPT

　一般的に，PTは，手部の構造や機能に関する知識が十分でないかもしれません．それは臨床において，その部分をOTに委ねてしまっていることで，必要な知識と技術を習得する機会を失っているためではないかと思われます．肩関節や肘関節の疾患をPTの対象外と考える人はいないと思いますが，手の疾患になるとなぜか職種が代わるという不思議な役割分担が行われていることがあります．

　PTは，身体部位やADL項目で専門的な役割を分担するのではなく，物理的手段を用いた療法を行うことが障害の改善に有効であると考えられれば，積極的にその専門スキルを発揮することが大切です．

∽∞ Memo　入浴動作は歩行よりも難しい

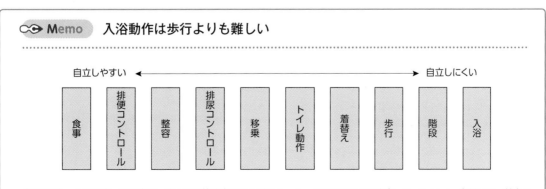

〔正門由久，永田雅章，野田幸男，他：脳血管障害のリハビリテーションにおけるADL評価—Barthel indexを用いて．総合リハ 1989; 17: 689-694. を参考に作成〕

Ⅰ　多職種アプローチ編　役割分担

Q3 OTの専門性をうまく説明できません.

KeyWord　作業療法士，OT専門性，作業

- ●対象者の大事な「作業」に焦点を当てて治療, 指導, 援助を行うのが作業療法です. 大事な「作業」には, 対象者の健康と幸福を促進する力があります.
- ●大事な「作業」の発見はその人の個人因子を読み解くことから始めましょう.
- ●作業の遂行状況を「人」「環境」「作業」で分析し, 介入方法を計画します. より良い作業遂行となるようOT自身を治療的に活用しましょう.

解説 1 「作業の力」を活かす作業療法

　　作業療法の対象者は, 疾病や障害によって, それまでの生活で行っていたADLやIADL, 趣味活動や仕事などが, 何らかの理由でできなくなってしまった人たちです. 作業療法は, その人の「できるようになりたい」「できる必要がある」「できることが期待されている」といった目的や価値をもった行為を, その人にとって大事な「作業」として捉えることから始まります. そして, 対象者の健康と幸福を促進することを目指し, 大事な「作業」に焦点を当てて治療, 指導, 援助を行うのが作業療法であり, ここに作業療法の専門性があります.

　　その人にとって目的や価値のある大事な「作業」は, その人の作業経験を通して意味をつくりだされたものであり, 対象者の健康や幸福を促進する力をもっています. ボンジェ・ペイター氏は9つの「作業の力」を提案しています（表）[1]. 作業療法において, 作業の使い方には, 「治療手段としての作業」と「目的としての作業」の2通りがあり, どちらの「作業の力」を用いるかは作業療法の戦略として対象者の状態や置かれた状況で使い分けられます.

表　作業の力

1. 作業は人を時間に結び付ける
2. 作業によって創出された習慣とルーチンが日常生活を容易にする
3. 作業は人を世界とつなぐ
4. 作業は自己表現や承認を与える
5. 作業は成長と変化を促進する
6. 作業は人生に意味を与える
7. 作業は人々の健康と生存に貢献する
8. 作業は回復 / 治療効果を有し得る
9. 作業は, ～を参加・従事する機会を与える

〔ボンジェ・ペイター：作業の力を作業療法にどう活かすか. 臨床作業療法 NOVA 2020; 17: 34-40. 〕

解説 2 「活動と参加」と作業療法

　　対象者にとって大事な「作業」を発見することから作業療法は始まります. 大事な「作業」はICFの活動と参加に分類されるものであり, 生活のなかで行為として遂行される観察可能なものです. 私たちの生活は, そういった行為の連続によって満たされていますが, 活動と参加は強く個人因子と結び付いています. また, 逆に, 個人因子はその人の活動と参加を積

み重ねてきた人生によって形成されてきたともいえます．参加はその人の生活や人生において意味をもつものであり，活動によって支えられているとも考えられます．ですから，作業療法の目標としては参加の拡大・拡充に重点を置くべきと考えます．

　作業療法の対象者には，自分のことをうまく語れない・表現できない人たちがいます．たとえ対象者が語ることができなくても，様々な工夫によって個人因子の情報を収集し，対象者の思いや大事な作業を読み解くことが重要です．その人にとって大事な「作業」をすることは，その人の心や身体，時間や場所を満たし，健康や幸福を促進することにつながります．

解説3　OTの「自己の治療的活用」

　OTが対象者と協働して作業療法を展開することに極めて重要なポイントがあります．作業療法では，対象者のより良い作業経験のために，OTの個人的特性や知識，感性，判断を意図的に計画的に治療に活用する「自己の治療的活用」を用います．自己活用の態度には，支持（advocating），協業（collaborating），共感（empathizing），励まし（encouraging），指導（instructing），問題解決（problem solving）があります[2]．例えば，支持は，対象者の権利を守るために対象者の訴えを受け止め，対象者に代わって周囲の人たちとの仲介役や交渉役として機能することです．

　自己の治療的活用には，作業の実施状況である作業遂行を「人」と「環境」と「作業」の相互作用で捉え，問題の所在を分析します．「人」は，健康状態や心身機能・動作能力，その人が抱く作業の意味や価値，作業に対する自己効力感など，その人そのものです．「環境」は，作業を実施している物的環境や介護者等の人的環境などで，OT自身も環境と捉えられます．ここでの「作業」は，その作業の実施方法や難易度などです．より良い作業遂行のために何に介入するのか，そしてOT自身がどのように関わるのかも作業療法の戦略となります（図）．

　作業療法の専門性をうまく説明できないと感じるのは，「作業」そのものがごく普通の生活で，対象者個々に異なるために科学的と感じにくいからではないでしょうか．「作業の力」を読み解いて，対象者のより良い作業遂行の実現を支援しましょう．良い作業経験は，きっと対象者の喜びとなり，主体性を引き出します．

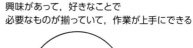
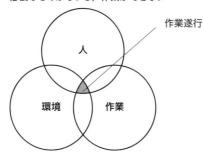
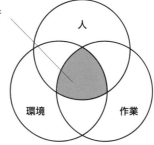

興味がないし，難しいし，必要なものがないし，作業ができない

興味があって，好きなことで必要なものが揃っていて，作業が上手にできる

作業遂行　人　環境　作業

人　環境　作業

図　「人」「環境」「作業」の適合の結果としての作業遂行

文献
1）ボンジェ・ペイター：作業の力を作業療法にどう活かすか．臨床作業療法 NOVA 2020; 17: 34-40.
2）能登真一：臨床的思考過程と作業療法士の自己活用．能登真一（編）：作業療法学概論．第4版，医学書院，2021：p.162-164.

I　多職種アプローチ編　役割分担

Q4 「作業」と「行為」は同じと考えればよいでしょうか.

作業療法，作業，行為

- 「行為」は，主に人間の身体的な動作を表しますが，「作業」は，その行為に身体性と精神性を併せ持ち，その人の心が惹きつけられ，気持ちが満たされるものです.
- 「作業」には，その人固有の意味や価値があり，それをリハビリテーション医療の手段として使っていくことが大切です.

解説 1　「作業」と「行為」の意味

　日本語としては，「作業」は「肉体や頭脳を働かせて仕事をすること．また，その仕事」（広辞苑）という意味となります．「作業」が職業や社会活動への復帰の手段として用いられてきたことを起源とすることからしても，何らかの仕事をすることが「作業」の基本的な概念です.

　一方，「行為」は「おこない．しわざ．人間の動作」（広辞苑）であり，目に見える身体的な動作を連想させます．例えば，目を閉じて瞑想している人を見かけたときに，その精神的活動を外から窺い知ることができませんので，その姿を見て，「何かの行為をしている」とは考えないでしょう．このように，「行為」は外見からもわかる具体的な動作を表していることが多いと思われます.

解説 2　occupationの意味

　「作業」を英語で表すとoccupationですが，これはoccupy（占有する．占拠する．従事する）の名詞形です．このoccupyは，oc（on, to）とcup（catch）を語源にもち，「～を取る」「～にはまる」という意味合いがあります．また，時間を費やす，注意や心をひく，魅了する，すなわち"何かに心がはまる"というニュアンスもあります.

　よって，occupationは"心が惹きつけられ，気持ちが満たされるもの"であり，身体性と精神性を併せ持ったものといえるでしょう（図1）.

解説 3　「作業」の定義の広がり

　OTは，医療現場において手工芸を行わせる職種と思われていることもあることから，法律にある「手芸，工作その他の作業を行なわせること」の"その他の作業"にADL訓練なども含まれており手工芸に限られたものでないことをもっと明確に示していくべきではないかといわれています[1]．また，作業を「目的や価値を持つ生活行為」としつつ，その生活行為に必要とされる心と身体の活動を含むものであるとされていることからも（表），ここに出てくる「行為」は，日本

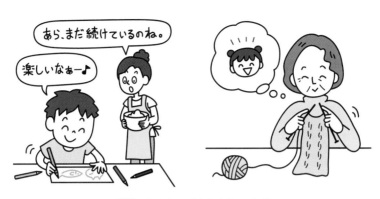

図1 能動的に創発される行為

大好きなお絵かきに時間を忘れるほど没頭したり，かわいい孫のために編み物を日課としていたり，
その人その人にとって大切なことも作業といえます．

表　作業の定義
・作業とは，対象となる人々にとって目的や価値を持つ生活行為を指す．
・作業には，日常生活活動，家事，仕事，趣味，遊び，対人交流，休養など，人が営む生活行為と，それを行うのに必要な心身の活動が含まれる．
・作業には，人々ができるようになりたいこと，できる必要があること，できることが期待されていることなど，個別的な目的や価値が含まれる．

日本作業療法士協会「作業療法の定義」(2018年)より

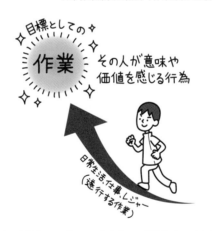

図2 リハビリテーション医療の手段としての「作業」

語の本来の意味以上の深さや広がりをもったものとして捉えるべきでしょう．

　このように，「作業」の定義は，時代の変化とともに広がりをみせており，単なる身体動作ではなく，また身体と精神を二分したものでもなく，環境を含むそれらが一体的に包含された全人的なものへと進化してきています．しかし，精神障害者に対する社会復帰の手段として生まれた「作業」としては，この定義の広がりは，作業療法の本質的な原点回帰なのかもしれません．

　OTは，「作業」の意味をしっかりと理解し，患者さんのリハビリテーション医療の手段として「作業」を使う技術を高めていくことが大切です（図2）．

文献
1）チーム医療の推進に関する検討会：チーム医療の推進について．厚生労働省，平成22年3月19日．

I　多職種アプローチ編　役割分担

Q5 STはコミュニケーションが専門ですか，食事が専門ですか.

KeyWord　言語聴覚士，ST専門性，コミュニケーションと食事

A
● コミュニケーションと食事のどちらも，STが担う領域です.
● コミュニケーションと食事に関わる機能障害の改善を促進し，生活や参加に働きかけていくことが求められます.

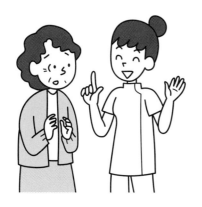
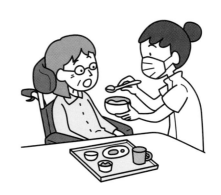

解説 1 「コミュニケーション」と「食事」

　　STは，もともと音声，言語，聴覚等の機能障害が引き起こすコミュニケーション障害に関わる専門職でした. 口腔・咽頭器官の機能障害が引き起こす構音障害を対象としていたことから，同じ原因で生じる嚥下障害にも関わるようになっていきました. 言語聴覚士法をみると，STの専門とする領域が「コミュニケーション」と「食事」であることがわかります.

　　「コミュニケーション」と「食事」は，人にとってとても重要なADL項目であり，STはこの2領域に責任があります. STによって，得意な領域，興味のある領域が言語か摂食嚥下に偏ることなく，どちらにも関わっていくことが求められています.

解説 2 STが行う機能や活動への働きかけ

　　機能回復促進はSTの重要な任務ですので，しっかり取り組みましょう. 失語症や高次脳機能障害は際立った専門性をもつ難解な領域ですが，基本的な理解を高め，患者さんに適切な関わりができる力を身につけましょう.

　　機能障害だけに目を向ければよいのではありません. 生活のなかでの「コミュニケーション」や「食事」に関心をもち，関わっていくことが求められます.

解説**3** コミュニケーションへの関わり

　　現在の機能障害の状態で，いかにコミュニケーションを図るのか，を考えます．毎日の生活で，コミュニケーションをとる相手（家族，看護師等）とのやりとりの様子を把握し，必要な情報発信や援助を行っていくことが大切です．他職種の前で，STとの会話の様子を見せることも重要です．

解説**4** 食事への関わり

　　食事への関わりは多職種と協力して行います．生じている摂食嚥下障害が，早期に改善するのか，時間を要するのか，あるいは改善は困難なのか，見通しを立て，介入計画を看護師等と共有します．嚥下機能の状態に合わせて，食形態や摂取方法を工夫し，改善を促していきます．誰もが元通り食べられるようになるわけではありませんが，その人らしい生活を考え，その人に合った食のあり方を提案します．

解説**5** STが行う参加への支援

　　回復期でSTが参加へ向けた支援を考えることは簡単ではありません．自宅生活のイメージがつかず参加へ向けた計画に参画できない，と感じているSTも少なくないでしょう．

　　STは個室で患者さんと向き合う時間に，患者さんの考えていることや気持ちを聞くことがあります．「よくこういうことをしていた」「本当はこんなことがしたい」と患者さんが口にしたことが，そのままは実現不可能であっても，チーム目標のきっかけになることがあります．退院後の生活なんてわからない，とあきらめてしまわずに，患者さんの声にじっくりと耳を傾け，これからの人生の支援をしていく姿勢が大切です．

解説**6** STにできること

　　STは少数であることが多く，そのことによって肩身の狭い思いをした経験は誰しもあります．逆に，少数職種だからこそ，リハビリテーション部門のムードメーカーになることもできます．視野を広げてリハビリテーション全体を眺め，STが果たせる役割を考えてみましょう．「コミュニケーション」と「食事」という領域をベースに，STがチームに貢献できることは少なくないことに気づけるはずです．

∞ Memo　言語聴覚士とは

　言語聴覚士は，法律で次のように定められています．
第二条　「言語聴覚士」とは，言語聴覚士の名称を用いて，音声機能，言語機能又は聴覚に障害のある者についてその機能の維持向上を図るため，言語訓練その他の訓練，これに必要な検査及び助言，指導その他の援助を行うことを業とする者をいう．
第四十二条　診療の補助として，医師又は歯科医師の指示の下に，嚥下訓練，人工内耳の調整その他厚生労働省令で定める行為を行うことを業とすることができる．

言語聴覚士法（平成9年12月19日）より

Ⅰ　多職種アプローチ編　役割分担

Q6 高次脳機能障害はSTの専門ですか，OTの専門ですか.

KeyWord　　高次脳機能障害，ST専門性，OT専門性

A
- STはコミュニケーションに関わる機能障害の専門家として，高次脳機能障害を評価し，わかりやすく他職種に情報発信する役割があります.
- OTは活動のなかから高次脳機能障害を捉え，より良い行動につなげられるよう，活動の拡大や環境調整など，多面的に働きかけていく役割があります.

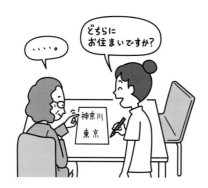
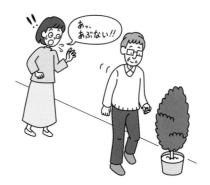

解説 1　STの役割

　　STの専門性は，コミュニケーションに影響を与える機能障害を評価し，改善させることにあります. 高次脳機能障害はそのなかの中核的な障害であり，評価や機能回復のためのアプローチを行うことは，STの重要な役割です.

　　STは高次脳機能障害に対して，個室で検査を実施したり，結果を数値で示したりしますが，それだけでは障害の特徴を他職種にうまく説明できないことが少なくありません. 自分が評価した障害の結果が，患者さんの行動にどのような影響を与えるのかを，理解することが大切です.

解説 2　OTの役割

　　OTの専門性は，患者さんの思いを聞き出し，包括的な評価をもとに様々な手段を用いて，その人らしい生活を送れるように支援していくことにあります. 高次脳機能障害はより良い生活を送るうえで阻害要因となります. OTは障害を的確に捉え，関わりのなかで障害を軽症化させ，障害があってもうまく活動することができるように働きかけていきます.

　　また，家族や他職種に対して，患者さんが理解しやすい声かけや誘導方法を伝えたり，環境を整えることで患者さんができることを増やす方法を提案したりします.

解説3　高次脳機能障害の共通理解

　　STとOTは専門性が異なり，高次脳機能障害に関わる方向性が違うと考えられますが，違いを活かした良い分業や協業をしていくことが必要です．しかし，言葉の違いが連携の阻害要因となります．職種や個人によって用語やイメージが異なることも要因の1つですが，そもそも「難しくてよくわからない」と感じる人が多い状況です．

　　生じている症状を「機能」と捉えると，難しい定義や概念の理解が必要になります．臨床現場で多職種が患者さんへの共通理解を深めていくためには，なるべくわかりやすく特徴を捉えていくことが必要です．そのために，認知面の評価を「認知能力」と捉え，行動観察からみつけられる特徴をもとに，評価していくことを提案したいと思います．

解説4　行動から認知能力を捉える視点

　　行動から認知能力を捉える視点を表に示します．日常の患者さんの表情やADL場面の様子から，認知面の問題をみつけだし，認知能力を評価していくことができます．

　　例えば，食事に関する場面の観察から，「食べようという気持ちがわかない（感情）」「早いペースで口に入れ，むせる（注意）」「食べているときに周囲に気をとられ，手が止まってしまう（注意）」「さっき食べたことを覚えておらず，食事を催促する（記憶）」など，認知面の問題をみつけだすことができます．このような情報をもとに皆で情報を共有することで，患者さんの状態をわかりやすく捉え，対策を立てていきやすくなります．

表　行動から認知能力を捉える視点

意識	十分目覚めているか，疲れやすさはないか
感情	意欲的か，喜怒哀楽が保たれるか 感情をコントロールして，がまんできるか
注意	対象物に注意を向け，作業を持続できるか 複数の対象に，注意を振り分けられるか
記憶	少し前のことを覚えていられるか 先の予定を覚えていられるか
判断	必要な情報をもとに，適切な判断ができるか 相手の気持ちを考え，常識的な行動ができるか
病識	自己の病気，障害，能力を理解しているか 何ができ，何ができないかをわかっているか

（認知関連行動アセスメント評価項目より）

👓 Memo　高次脳機能障害と認知能力

　「高次脳機能障害」という語と「認知機能低下」という語は，別のものであると説明されることもありますが，定義が難しく，理解しようと思うと余計に混乱してしまうことがあります．このどちらも，おおよそ「人が考えたり決めたり実行したりする力」を指しています．

　認知面の力を「認知能力」と捉えることで，厳密な症状を突き止めようとするのではなく，その人の性格や心理面の特徴なども包括する力を日常的な行動のなかから捉えていくことができ，専門知識をもたない人も含めて，職種を越えた議論が可能になります．

Ⅰ 多職種アプローチ編 役割分担

Q7 認知機能が低下している患者さんはリハビリテーションが進みません.

KeyWord 認知機能, 自立, 自分らしさ

- 認知機能が低下していても, 改善する患者さんはたくさんいます.
- 生活のなかで, 認知機能の特徴や重症度を捉えて関わることで, 患者さんの良い反応を引き出し, できることを増やしていきましょう.

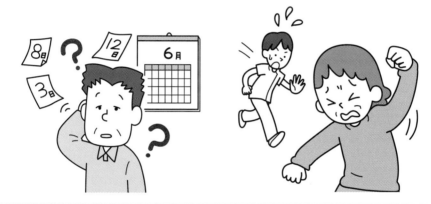

解説 **1** 認知機能低下があってもやれることはたくさんある

認知機能低下によって, 指示が入りにくかったり, なかなか学習が進まなかったりするので, リハビリテーションを進めにくいと感じている人は多いと思います.

しかし, 認知機能の状態に合わせて適切な対応をすることで, 改善を引き出すことができたり, 落ち着いた良い状態へ促すことができます.

脳卒中発症初期には, 多くの事例で「通過症候群」といわれる一過性の認知機能低下を認めますが, 回復を示すことも少なくありません. 入院時に示した顕著な低下の様子に引きずられ, その後の変化を見落とさないように注意しましょう.

解説 **2** 生活のなかから認知能力を評価する

認知面の評価は, 「認知能力」と理解すると捉えやすくなります（Q6参照）. また, 検査で計測した数値よりも, 生活場面を観察することで認知面の課題をみつけることで, 対処方法も考えやすくなります.

歩行場面で, 「周囲の様子に注意を払って歩けるか」「麻痺肢の状態を確認してから歩き出せるか」「昨日指摘したことを覚えているか」などの様子から, 認知面の課題に気づくことができます. 表情を観察することで, 集中しているか, 考えているかなどを推測することができます. 動作を観察することで, 慎重さ, 思慮深さ, 計画性などを探ることができます.

解説3 認知能力の重症度によって援助方法は変わる

　行動観察から得られた情報（Q6参照）をもとに，認知能力の重症度を推定してみましょう．リハビリテーションを行っている患者さんが，概ね認知能力が保たれている人なのか，中等度，あるいは重度の認知能力の低下がみられる人なのか，を理解しておくことで，その人に合った適切な対応ができるようになります（表）．

　概ね認知能力が保たれている人は，自分のことを自分で考え，自立した生活が送れるように援助していきましょう．自信をもって退院後の生活の準備を始め，自分らしい生活を送る援助を行うことが大切です．

　中等度の認知能力の低下がみられる人は，わかっていることやできることがありますが，不確実で曖昧です．どうすればうまくできるのかを考えてもらいながら改善を目指しますが，機能改善が難しい場合には，声かけや誘導を行い，環境調整を行うことも大切です．

　重度の認知能力の低下がみられる人は，考えたり学習したりすることが難しく，今の状態では自立を目指すことが困難です．しかし，安心できる良い関係を築き，その人なりにできることをみつけていくことは可能です．簡単な指示であれば従える場合もあります．気持ちが安定した状態をつくり，良い行動を引き出すことで，介助量を減らすことが目指す方向になるでしょう．

表　認知能力の捉え方

重症度	特徴	援助方法
軽度以上	記憶や見当識が保たれ，判断や病識にも明らかな問題がなく，場面状況を理解し，他者と関わることができる 自分の状態や能力を理解し，危険判断ができる	自己決定を尊重し，自立を促していく
中等度	大まかな記憶や思考は可能だが，不確実で曖昧な点があり，場面や他者との関係を十分に理解せず，自己中心的な行動になる 自分の能力を十分に理解できず，転倒などリスクがある	よく考え，自分の状態への気づきを促すが，難しい場合は誘導と環境調整を行う
重度以下	記憶や思考が損なわれ，場面や自分の状態を理解することができず，行動の目的や意味がわからないために，誘導や援助が必要である	わかりやすい指示で協力動作を促す，また，難しすぎることを求めず，援助して実行を促す

（認知関連行動アセスメント評価項目より）

⌖ Memo　個別的認知能力と全般的認知能力

　認知能力には，個別的認知能力（失語，失行，失認等）と全般的認知能力（意識，感情，注意，記憶等）があるといわれています[1,2]．個別的認知能力は，認知能力の専門知識を備えるSTやOTが評価，アプローチを行うことが望ましいですが，全般的認知能力については関わるどの職種であっても，大まかな能力を把握し対応に活かしていくことが望まれます．

文献
1) 山鳥　重，早川裕子，博野信次，他：高次脳機能障害マエストロシリーズ①　基礎知識のエッセンス．医歯薬出版，2007：p.17.
2) 山鳥　重：「解説」高次脳機能障害とともにいかに生きるか—神経心理学の立場から．山田規畝子：高次脳機能障害者の世界　私の思うリハビリや暮らしのこと．協同医書出版，2009：p.142.

Ⅰ　多職種アプローチ編　役割分担

Q8 看護師と療法士の専門性の違いはどこにありますか.

- 看護の本質は，患者さんの自己治癒力が最大となるように環境や状態を整えることです.
- 看護師は，活動と休養を最適化し，患者さん自身の回復力を発揮させやすくするとともに，疾病・ストレス・感染・転倒などによって悪化しないように護ることが役割です.
- 療法士は，生活機能の改善のために様々な技術・技法を用いて積極的に攻める治療的アプローチですが，看護師は，患者さんがもつ治癒力・回復力を活かした保護的アプローチといえます.

解説1　看護がなすべきこと

　「看護がなすべきこと，それは自然が患者に働きかけるに最も良い状態に患者を置くことである．内科的治療も外科的治療も障害物を除去すること以外には何もできない．どちらも病気を癒すことはできない．癒すのは自然のみである.」[1]

　これは，現代の看護や病院の基礎を築き上げたナイチンゲールが1860年に記した言葉です．これによれば，看護は患者さんの自己治癒力が最大となるように環境や状態を整えることが本質です.

　そして，看護の基本は，換気，陽光，物音，保温，からだと部屋の清潔，食事，睡眠，生活の変化などを整えることであるとしています．これは，看護とは14の基本的欲求（呼吸，飲食，排泄，姿勢保持，睡眠と休息，更衣，体温維持，清潔，安全，コミュニケーション，信仰，仕事，遊び，学習）を充足することができるよう援助することであるとしたヘンダーソンの看護論（現代の代表的な看護理論の1つ）にも引き継がれているように思われます[2].

　私たち療法士も，看護から派生した医療専門職であるといえますが，このナイチンゲールの言葉はリハビリテーション医療にも通ずると思われます．すなわち，療法は，物理的・認知的手段または作業などを用いた働きかけによって，患者さんが自動的・能動的に活動を行い，自らの力で社会に適応していけるようにすることであり，その最適なきっかけを療法はつくっているだけに過ぎません.

　これらのことから，看護と療法は，本質的には共通したものであるといえます.

解説2　生活機能を「上げる」「護る」「拡げる」

　リハビリテーションには，3つの基本戦略があります（図）．1つ目は，生活機能のレベルを

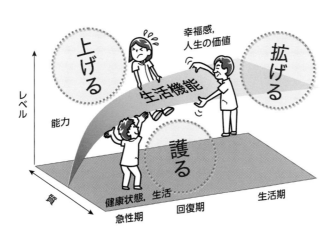

幸福感,
人生の価値

上げる

拡げる

生活機能

レベル

能力

護る

健康状態, 生活

質

急性期　　回復期　　生活期

図　リハビリテーションにおける3つの戦略

「上げる」ことです．運動や認知の機能，ADLなどの活動能力を高め，自立に向けて理学療法や言語聴覚療法を行うことで，手術も含まれるでしょう．

　2つ目は，生活の低活動によって能力が低下したり，疾病・ストレス・感染・転倒などによって状態が悪化したりしないように「護る」ことです．低下や悪化をさせなければ患者さんの自己回復力が最大限に発揮され，療法によって高めた能力をさらに向上させ，生活に定着させていくことができます．看護という用語は，世話をすることを意味する「看る」と，害が及ばないように防ぐことを意味する「護る」が一つになってできあがっています．保健師助産師看護師法では，看護師は「療養上の世話」と「診療の補助」を行う者とされていますが，この「療養上の世話」が文字の面からすると，看護の原点なのかもしれません．そして，この「護る」ことは，看護の専門的な役割だと考えられます．

　3つ目は，生活や人生の質を「拡げる」ことです．同じADL自立度であったとしても，その生活における生きがいや希望の有無によって満足度や幸福感が変わります．その実現には，作業を用いた活動・参加や，社会的援助などが必要です．

　この3つの戦略で考えると，療法は「上げる」「拡げる」ための治療的アプローチであり，看護は「護る」に力点を置いた保護的アプローチであり，患者さんの回復過程や状態に応じて，これらのアプローチが適切に組み合わされながら実施されることが重要です．

> **Memo**　回復期の看護とは
>
> 「(回復期患者が看護されなければ) ある患者は永久に病弱者になってしまったであろうし，また生きているかぎり自分自身および家族の重荷になった者もいるであろう．生命はなんとかとりもどせたとしても，健康と生きる価値とをとりもどせるかどうかは，ほとんどの場合《回復期》看護のいかんにかかっているのである.」[1]
> フロレンス・ナイチンゲール（1860年）

文献
1）フロレンス・ナイチンゲール（著），湯槇ます，他（訳）：看護覚え書　看護であること・看護でないこと．改訳第6版，現代社，2000：p.221-222, 249.
2）金子道子（編著）：ヘンダーソン，ロイ，オレム，ペプロウの看護論と看護課程の展開．照林社，1999：p.20-24.

Ⅰ　多職種アプローチ編　役割分担

Q9 回復期リハビリテーション病棟における介護福祉士の役割は何ですか．

KeyWord 　介護福祉士，介護，福祉

> **A**
> ● 介護福祉士は，高齢者や障害者等の暮らしを支えながら，生活の自立とQOL向上に向けて，その人の家族や生き方などにも総合的に関わっていく職種です．
> ● 福祉の視点を活かし，受容的態度で患者さんの幸せと豊かな暮らしを実現することが役割です．

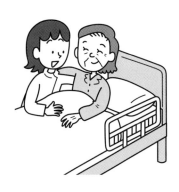
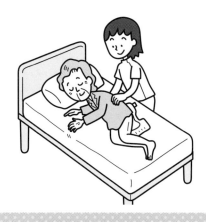

解説 **1**　介護福祉士の役割

　　介護福祉士は，高齢者や障害者等の身の回りの世話をする介護から，その人の生き方や生活全体にまで関わり，生活の自立に向けて家族らと共に暮らしを支えていくことが基本的な役割とされています．そして，介護を必要とする高齢者等の急激な増加と，看護師等の不足を背景に，2007年の法律改正によって，喀痰吸引等の医療行為の一部を行うことも業務に加えられるなど，その役割は拡大しつつあります．

　　一般的に「介護」というと，おむつを交換するなどの身体的な介助をイメージする人が多いようです．また，介護は経験と勘によって行われており，高い専門知識や技術が必要ないと考えている人もいるかもしれません．しかし，介護福祉士の業務は，高齢者等の生活全般を観察し，情報収集することによって，生活の自立やQOLを高めるための課題を分析し，最適な介護課程を計画・展開していくことですので，決して簡単なものではありません．そして，その業務には関係職種との連携や，暮らしの環境を整えることも含まれており，とても幅広いものです．

　　したがって，介護福祉士に求められスキルは，ある特定の分野に関する専門的な技術というより，人の生活すべてを対象とし，包括的に支援すること，すなわち総合的な技術であるといえます．

表　**科学の要素**

要素	説明
実証性	仮説が観察や実験などによって検証することができること
合理性	事象の原理・法則にかなっており，一貫性があること
客観性	人の心の働きや考えから独立して，外部に存在していること
再現性	時間や場所を変えて行っても，同じ条件下では同じ結果が得られること

解説2　科学的介護

　　近年の介護保険制度においては，介護においても効果的な自立支援を行っていくために，データに基づく科学的な介護が推進されています．

　　科学には，実証性，合理性，客観性，再現性の4つの要素が必要といわれていますが（表），主観的な存在でもある人への介護に，これらの要素を求めていくことの難しさもあります．

解説3　医療における福祉職の価値

　　回復期リハビリテーション病棟において，看護師だけでなく，介護福祉士が必要とされている理由は何でしょうか．

　　看護師も"療養上の世話"という患者さんのケアを担っていますが，基本的な立場は医療です．介護福祉士は「福祉職」であり，その福祉の目的は「人の幸せと豊かな暮らしを実現すること」です．したがって，ADLの自立がその人の幸せにつながるのであれば，自立支援のための介護が必要となるでしょう．そして，障害によって誰かの援助を必要とする人であるならば，生活の援助を受けながら，どのようにQOLを高められるかを考えていくことが大切となるでしょう．医療の場であったとしても，介護福祉士は，ありのままの患者さんを受容し，その状態でどのような生活を支援すれば幸せで豊かな人生を送ることができるのかを考え，提案することに存在価値があります．

　　疾病や機能障害を改善させるための医療職だけでなく，福祉の視点をもった介護福祉士がチームに加わることで，より多角的なアプローチが可能となり，リハビリテーションが人に優しい心温かいものになるのではないでしょうか．

> ⤙⤚ **Memo**　**介護福祉士とは**
>
> ────────────────────────────────────
> 「専門的知識及び技術をもつて，身体上又は精神上の障害があることにより日常生活を営むのに支障がある者につき心身の状況に応じた介護（喀痰吸引その他のその者が日常生活を営むのに必要な行為であって，医師の指示の下に行われるもの（厚生労働省令で定めるものに限る）を含む）を行い，並びにその者及びその介護者に対して介護に関する指導を行うことを業とする者をいう.」
>
> 社会福祉士及び介護福祉士法（1987年制定，2007年一部改正）より

Ⅰ　多職種アプローチ編　役割分担

Q10 ソーシャルワーカーはどのようなことをする職種ですか.

KeyWord　ソーシャルワーカー，福祉，援助

- ●ソーシャルワーカーとは，社会福祉援助を行う福祉専門職であり，ケースワーク，グループワーク，コミュニティワークを通した援助を行います.
- ●特に医療分野に関わる者を医療ソーシャルワーカーといい，退院に向けた自己決定の援助や連絡・調整を行います.

解説 1 　ソーシャルワークとは

　　ソーシャルワークとは，社会福祉援助のことであり，人々が生活していくうえでの問題を解決・緩和することで，質の高い生活を支援し，個人のウェルビーイングの状態を高めることを目指しています[1].　その援助技術は，個人や家族に対するケースワーク，集団や組織に対するグループワーク，地域社会や制度に対するコミュニティワークから成り，これらを駆使して個別の問題を解決していきます（図1）.

　　ソーシャルワークの展開プロセスは，個人のニーズのアセスメントに基づき個別計画が立案され，直接的な個別援助や，関係機関などとの連携・調整が行われます（図2）.　また，その個人が暮らす地域の課題を分析し，地域資源の活用を進めます.　既存の地域資源で対応が難しいときには，その開発を進めるなど，社会に対してもアプローチしていきます.

　　ソーシャルワークを行う福祉専門職が"ソーシャルワーカー"ですが，そのなかでも回復期リハビリテーション病棟などの医療分野に関わる者は"医療ソーシャルワーカー（MSW：Medical Social Worker）"とよばれています.　しかし，これは国家資格など制度上で定められたものではなく，業務上の役割に基づいた職種です.

解説 2 　医療ソーシャルワーカーの標準的な業務

　　MSWは，療養中の心理的・社会的問題の解決・調整や，退院・社会復帰の援助を行います[2].　また，受診・受療や，経済的問題の解決・調整も援助します.　患者会や地域ボランティアの育成・支援，地域のネットワークづくりなどの地域活動も行い，その対象は多岐にわたります（表）.

　　MSWは，福祉の立場を活かし，患者さんや家族にとって最良な医療を自己決定できるよう援助することが重要な役割です.　そして，医療者との間を仲介し，相互の意思疎通を援助します.　退院に向けては，関係機関などとの連絡・調整を行い，入院チームとの連携が円滑に行われるように調整します.

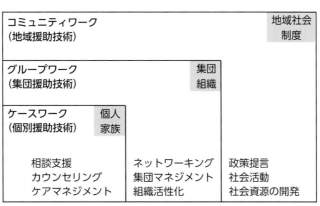

図1 ソーシャルワークの対象領域と援助技術の区分

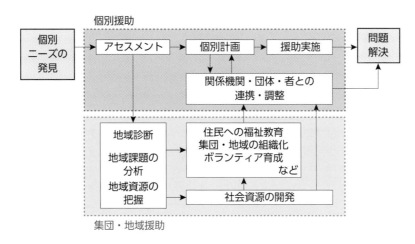

図2 ソーシャルワークの展開プロセス

表 医療ソーシャルワークの標準業務

1．療養中の心理的・社会的問題の解決，調整援助 ・社会資源の情報整備と活用 ・家族や関係者との人間関係の調整 ・疾病の受容や，精神的苦痛の軽減・克服の援助 ・生活の再設計の援助 2．退院援助 ・生活および療養の場の確保やサービスの利用の援助 ・介護保険制度の利用に関する相談・協議 ・住居の確保・改修等の住居問題の解決の援助 ・転院・入所の援助 3．社会復帰援助 ・復職，復学の援助 ・関係機関，関係職種との連携や訪問活動等	4．受診・受療援助 ・医療の受け方，病院・診療所の機能等の情報提供等 ・受療に関する心理的・社会的問題の解決の援助 ・参考情報の収集と，医師，看護師等への提供 5．経済的問題の解決，調整援助 ・福祉，保険等の関係諸制度の活用援助 6．地域活動 ・患者会，地域ボランティア等の育成・支援 ・地域のネットワークづくり ・在宅ケアや社会復帰の普及推進

文献
1）社会福祉・社会保障研究連絡委員会：ソーシャルワークが展開できる社会システムづくりへの提案．平成 15 年 6 月 24 日．
2）厚生労働省：医療ソーシャルワーカー業務指針．平成 14 年 11 月 29 日．

I　多職種アプローチ編　役割分担

Q11 ソーシャルワーカーと，社会福祉士やケアマネジャーとの違いは何ですか.

KeyWord　ソーシャルワーカー，社会福祉士，ケアマネジャー

- 両者は，社会福祉に関わる職種であることが共通していますが，社会福祉士などは国家資格などに基づく職種です.
- 社会福祉士は，回復期リハビリテーション病棟の退院調整を行う者として配置することが推奨されています.
- ケアマネジャーは，介護保険に関連した援助を中心に行う職種であり，医師，看護師，PT，OT，STなどの経験を必要とします.

解説 1　社会福祉に関する相談援助を行う専門職

　　ソーシャルワーカーのように社会福祉に関する相談援助を行う職種には，社会福祉士，精神保健福祉士，介護支援専門員（ケアマネジャー）などがあります（表）.

　　これらは国または都道府県の公的資格であり，この点がソーシャルワーカーとの最も大きな違いとなります.

解説 2　相談援助を行う職種の位置づけ

　　上記の各専門職とソーシャルワーカーとの違いのイメージを図に示します.

　　ソーシャルワーカーは，医療分野で働く医療ソーシャルワーカー（MSW）と，福祉分野で働く福祉ソーシャルワーカーに大別され，それらのなかには社会福祉士などの資格を有している者もいれば，そうでない者もいます.

　　回復期リハビリテーション病棟では，退院調整を行う者として社会福祉士の配置が推奨されていますので，そこで働いているMSWの多くは，社会福祉士の有資格者であると思われます. 社会福祉士が資格化され，診療報酬上で評価される前から，リハビリテーション病棟などにMSWを配置していた病院が少なくなかったことから，今でも多くの現場でソーシャルワーカーという呼称が使われています.

　　本来のMSWは，退院調整だけでなく，地域社会に対する調整・援助も求められている職種であることから（Q10参照），回復期リハビリテーション病棟においても，それらを踏まえた相談援助が行われることが期待されます.

　　ケアマネジャーは，介護保険に関連したケアプラン作成やケアマネジメントなどの援助を中心に行う職種です. この資格は，医師，看護師，PT，OT，STなどの5年以上の業務経験と，900日以上の勤務実績を経て受験ができるものであり，より多角的な視点と相談援助ス

表　相談援助を行う専門職

名称	法律	資格	定義
社会福祉士	社会福祉士及び介護福祉士法	国	専門的知識及び技術をもつて，身体上若しくは精神上の障害があること又は環境上の理由により日常生活を営むのに支障がある者の福祉に関する相談に応じ，助言，指導，福祉サービスを提供する者又は医師その他の保健医療サービスを提供する者その他の関係者との連絡及び調整その他の援助を行うことを業とする者
精神保健福祉士	精神保健福祉士法	国	専門的知識及び技術をもつて，精神科病院その他の医療施設において精神障害の医療を受け，又は精神障害者の社会復帰の促進を図ることを目的とする施設を利用している者の地域相談支援の利用に関する相談その他の社会復帰に関する相談に応じ，助言，指導，日常生活への適応のために必要な訓練その他の援助を行うことを業とする者
介護支援専門員(ケアマネジャー)	介護保険法	都道府県	要介護者等が自立した日常生活を営むのに必要な援助に関する専門的知識及び技術を有し，要介護者等からの相談に応じ，及び要介護者等がその心身の状況等に応じ適切な居宅サービス又は施設サービスを利用できるよう市町村，居宅サービス事業を行う者，介護保険施設等との連絡調整等を行う者

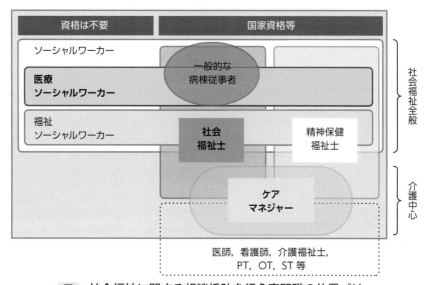

図　社会福祉に関する相談援助を行う専門職の位置づけ

キルが求められる専門職であるといえます．介護保険の対象となる患者さんの退院にあたっては，ケアマネジャーとの連携が重要となり，生活期におけるリハビリテーションの目的や方針などを適切に伝え，それを踏まえたケアプランを作成してもらうことが重要です．また，その際には，ケアマネジャーの基礎資格が介護福祉士なのか，看護師なのか，あるいはPTなのかなどによって，リハビリテーションの理解度が異なることがありますので，その点に留意しておく必要があります．

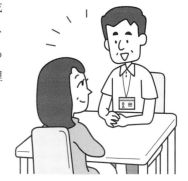

I　多職種アプローチ編　連携・協力

Q12 PT・OT・STがお互いに無関心で，バラバラです．

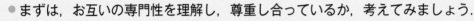

KeyWord　専門性，チーム医療，信頼関係

● まずは，お互いの専門性を理解し，尊重し合っているか，考えてみましょう．
● 同じ目標に向けて，相手と自分の強みを活かし合い，弱みを補い合うことが大切です．
● 積極的に他職種に声をかけることが，良い関係を築くための第一歩です．

解説1　うまく進まないことも多いPT・OT・STの関係

　回復期リハビリテーション病棟は，多くの職種が一つの病棟で一緒に働くことを促し，お互いの情報共有も行いやすい環境です．しかし，一方で，職種間の関係づくりが思うように進まない，という話を耳にすることも多く，「うちのPT，OT，STはバラバラだなぁ」と感じている人は少なくないかもしれません．

　関係づくりが進まない理由の一つに，職種間での心理的な防衛反応があります．人には，自分の正当性や自分の価値を周囲から認めてほしいという承認欲求があります．その欲求が満たされない場合には，無意識に不安や危機感が生まれやすく，必要以上に防衛的になる傾向があります．また，相手が何者かわからない場合には，恐怖を感じ警戒意識をもってしまうこともあります．関連の深い専門職同士でありながら，かえって相手との距離をとって関わり合わないようにしたり，逆に自分の優位性を誇示して好戦的な態度になってしまったりすることもあります．相手の力が強固な場合には，健全な関係構築を諦め，単純に従うだけの関係になってしまうこともあります．

　また，そもそもチームの意義や利点を理解せず，その具体的な関わり方を知らないという場合もあります．「チーム医療」「多職種協働」といった言葉を聞いたことがない人はいないと思いますが，具体的な方法は意外に理解されていない現状もあります．

　こうした状況から，PT，OT，STの関係構築がうまく進んでいない場合には，真のリハビリテーションチームの力は発揮されません．

解説2　お互いの専門性を知る

　良い人間関係を築いていくためには，いくつかの段階があります．まずは，「お互いの専門性を理解する」ことが第一歩です．相手が何者かを知り，そして同時に，自分の専門性を他職種と見比べ，鳥瞰的に理解することがとても大切です．

　PTの専門性は，運動機能・能力にあり，基本動作や歩行の回復に責務をもっています．

そのためには，認知能力をはじめとした対象者への理解を深めるための情報収集も必要になります．OTの専門性は，その人の思いを軸に，作業を用いてその人らしい生活の実現を支援することです．そのためには，OT自ら行うことと他職種に行ってもらうことを上手に組み立てていくことが必要になります．STの専門性は，「コミュニケーション」と「食事」に関わることで，対象者の生活を援助することです．そのためには，得られた情報を自ら他職種へ発信し，チーム全体へ伝えていくことも必要になります．

お互いの専門性を理解し，共通点と相違点，強みと弱みを知ることは，連携のスタートになります．

解説3　信頼関係を構築し，コミュニケーション力と社会性を磨く

次に，「違いを受け入れる」ことが重要です．どちらが優れているかではなく，どちらにも強みと弱みがあり，どの専門職も一長一短であることを受け入れましょう．

相手との関わりのなかでは，「相手の強みを認め，それを活かす」ことを考えましょう．相手に何を求め，どのように協力すべきか，どう活かし合うか，が大切です．

そして，人と人との関係づくりにおいては，そもそも信頼し合えているかということが重要になります．意見がぶつかり合うことは当然であり，悪いことではありません．しかし，そこに信頼関係がなければ，単なる衝突になってしまいます．患者さんのために，同じ目標を掲げ，力を合わせてこそ，より大きな力が発揮されることになるでしょう．

昨今，療法士のコミュニケーション力や社会性の不十分さが指摘されることが少なくありません．これらは初めから備わっているものではなく，経験のなかから身につけていくことができるものです．そのためにも，思い切って相手にぶつかってみること，相手を知ろうとすること，積極的に声をかけていくことを心がけてみてください．そして，先輩療法士は，後輩療法士のチャレンジを応援し，多職種とのコミュニケーションを通して人間関係をつくり上げていく機会をたくさん与えていってほしいと思います．

⌒⌒ Memo　PT，OT，STの専門性の相互関係

サルがヒトになる過程では，四足歩行から二足歩行となり，前足は手となり道具を使えるようになりました．そして，直立したことで頭や口の形態が変わり，脳も大きくなり，ヒトは言語を手に入れました．

この歩行，作業，言語は，人が人であるための特徴的な機能ですが，実生活の多くでは一つの活動として一体的に機能しています．

PTとSTは，その主たる専門領域に注力するだけでなく，PTは認知も，STは運動も理解することで，その人の生活機能を全体的にみることができ，より実際的な療法を行えるようになるでしょう．また，OTは，生活機能全体を見渡しながら，様々な専門職の力を活用しながら機能を高めることによって，その人の作業遂行能力をより効果的に向上させることができるでしょう．

「己を知り，相手を知る」，そして「お互いの足りない部分を補完する」ことでチームは強くなります．それを実現するために，PT・OT・STはそれぞれの専門性を高めるとともに，専門職として良い関係づくりを行うことが大切です．

I　多職種アプローチ編　連携・協力

Q13 私はSTですが，多職種連携の仕方が わからず，個室にこもりがちです…

KeyWord ST専門性，個別療法室，多職種連携

- 患者さんの生活の様子を見に，病棟に足を運びましょう．
- 自分が得た情報を，積極的に多職種に発信してみましょう．

解説 1　STをめぐる状況

　　PT，OTの管理者から，「STさんともっと話をするためには，どうしたらいいですか」と相談されることが少なくありません．STは個室で患者さんと向き合う時間が多く，そのまま書類業務も個室の中で行っていると，多職種が話しかける機会が限られ，連携がとりにくい，と感じさせてしまうことがあると思います．

　　STの話を聞いてみると，多くのSTは「連携したくない」と思っているわけではありません．なかには，コミュニケーション力が高く，多職種と積極的に情報交換を進めるSTもいますが，まじめでおとなしい人も多く，他職種に話しかけるのが得意でないSTは少なくありません．多職種連携のきっかけがつかめず，悩んでいるSTが多くいます．

解説 2　少数職種の特徴

　　STは，PT，OTに比較して人数が少なく，リハビリテーション部として同一に管理することが難しい場合があります．例えば，勤務表作成において，チームごとにバランスよく出勤させるには，ST部門で独立して行ったほうが効率よく管理できます．しかし，「STだけ別」というやり方が重なると，ST部門が孤立化していくリスクがあります．

　　どの病院でも，STは，PT，OTに比較して担当患者さんの数が多く，カルテや教材作成などの間接業務が増え，一方で生産性も求められ，回復期のSTの多くが「極めて忙しい」と感じており，「多職種と話す時間がつくれない」と思っている状況もあります．

　　こうしたSTの状況を理解してくれる上司のもとでは，適切な指導を受け，専門性を磨きながら社会性を身につけ，バランスよく仕事ができるSTに成長している人も大勢います．しかし，コミュニケーション不足が解消されず，お互いの状況理解も進まないまま，「連携がとれない」という状況が固定化してしまうこともあります．

解説 3　STに求められる努力

　　養成校で，専門性を中心に学んできたSTは，就職してもすぐにはどのように多職種連携

を進めていいのかわかりません．そのときは，患者さんのことを第一に考え，どう行動するのがいいかを考えてみましょう．まずは，病棟に足を運んでみることをお勧めします．

病棟での患者さんの生活を知ることで，多職種の関わりを知り，多職種から得るべき情報もみえてきます．歩行や排泄のこと，家族や外泊のこと，他職種との情報交換をきっかけに，連携のコツをつかむことができます．

解説 4　STがもつ情報を発信しよう

STがもっている情報は，他職種にとって価値があるものがたくさんあります．これらをぜひ発信していきましょう．

患者さんは個室の中で，一対一で向き合うことで，日頃の思いや困っていることなどをSTに打ち明けることがあります．それらのなかには，他職種に伝達し共有すべきものも含まれています．

また，STが行うコミュニケーションをとるための方法を，他職種に伝達することが重要です．復唱であれば挨拶語を言うことができる，絵を示せば食べたいものを指させる，などです．STが活用するコミュニケーションノートを，他職種でも使用できるようにすることも重要です．

解説 5　STを部下にもつ他職種管理者に求められる努力

PT，OTがSTの上司になる場合，STという職種の特殊性を理解したうえで，STの管理を行ってほしいと思います．若いSTの多くは，自分の領域のことにはまじめに取り組んでいますが，周りが見渡せず独りよがりになってしまうこともよく見受けられます．個々の状態を理解し，社会で求められる仕事の仕方，効率性，優先順位のつけ方などを指導するとともに，STの専門性を発揮して役に立つ経験もさせてほしいと思います．専門性をもち，多職種連携ができるSTを育んでほしいと願っています．

⚬▸ Memo　適切な個室の数

個別療法室（ST室）はいくつ必要か，という議論が行われることがあります．逆に言えば，ST室でしかできないこと，ST室でなくてもできること，ST室を出なければできないこと，を考えてみることが大切です．

静かな環境で集中して行いたいことのために，個室は必要です．しかし，日常のコミュニケーションの練習は，個室以外で行うことも可能です．ST以外の人と話す機会をつくるためには，ST室を出ることが必要です．勇気を出して，「患者さんと一緒に，ST室を出よう！」を実践してみてほしいと思います．

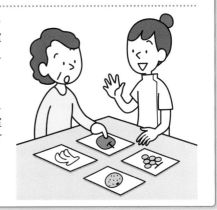

Ⅰ 多職種アプローチ編　連携・協力

Q14 生活のなかでのコミュニケーション能力を高めるためには，どんなことをすればよいでしょうか．

KeyWord コミュニケーション，認知機能，援助

A
- コミュニケーション障害の要因を理解し，大まかな対応方法を身につけましょう．
- 個別のコミュニケーション障害がない場合，認知能力の重症度によって話しかけ方の注意点が異なります．
- ゆっくりと話しかけ，しっかりと待ち，コミュニケーション機会を増やしていくことが回復につながります．

解説1　コミュニケーションを阻害する要因

　コミュニケーションを妨げる要因には，失語症，構音障害，難聴，認知能力低下などがあげられます（表1）．

　重度の失語症や構音障害のケースの場合，良いコミュニケーション方法がケースによって異なることもあり，STから情報をもらっておきましょう．

　失語症や構音障害がなかったとしても，認知能力低下がコミュニケーションに影響を与えることがあります．認知能力の重症度によって適切な働きかけ方が異なるので，そのことを理解しておきましょう（表2）．積極的にコミュニケーションをとることで，認知能力やコミュニケーション能力の回復につながります．

解説2　認知能力がコミュニケーションに与える影響

　認知能力によるコミュニケーションへの影響には次のようなものがあります．
- よく覚えていないため，話す内容が間違っている（記憶障害）．
- 今日がいつで，ここがどこかがわからず，話のつじつまが合わない（見当識障害）．
- 人の話をよく聞かない，一方的に話す，話題が次々と変わってしまう（注意障害）．
- 場の空気が読めない，人の気持ちがわからないため，失礼なことを言う（共感障害）．
- 状況理解が悪い，よく考えられないため，曖昧なこと，間違ったことを言う（思考障害）．

解説3　認知能力の重要度によるコミュニケーションの援助

◆明らかな認知能力低下のない人へのコミュニケーションの援助

　自分のことは概ね適切に理解し，今後の方針も自分で考えることができるので，本人の考えを傾聴し，自立を支援していくことが大切です．

　それでも，自信をなくしていたり不安を抱えていたりすることは少なくありません．足り

表1 **代表的なコミュニケーション障害の種類と特徴**

コミュニケーション障害の種類	特徴	コミュニケーションの工夫
失語症	言語機能が損なわれ，人の話を理解したり，言いたいことを言ったりすることができない	表情や身振り，文字などを用いる 50音の理解は難しいことが多い 仮名より漢字が理解しやすい
構音障害	口腔・咽頭器官（舌，顎，口唇，声帯等）の動きが障害され，構音が不明瞭になり，言っている内容が聞き取れない	「ゆっくり」「区切って」など話し方の工夫を促す 50音表や書字を用いて言いたいことを引き出す
聴力障害 （難聴）	聴力が低下することによって，人の話が聞き取れず，やりとりに支障を生じる	静かな環境で，一対一で向き合って話す 口元を示し，大きめの声で話す 文字で示して伝える
認知能力低下	言いたい内容を思いつく，まとめる，順序立てて話す，適切に伝えるなどができず，やりとりが不十分になる	認知能力の重症度を考慮して関わる

表2 **認知能力の重症度によるコミュニケーションの特徴と援助方法**

	認知能力の状態	特徴	援助方法
1	概ね問題ない （軽度以上）	日常会話が，特に困ることがなく行える	自立を支援する，情報を提供する，心理的援助を行う 本人の思いを引き出し，しっかり聞く
2	やや低下がある （中等度）	簡単な会話は可能だが，内容が不正確でつじつまが合わない	内容を確認したり，修正したりして，理解を促す 気づきを高めていく
3	大いに低下がある （重度）	わずかなやりとりしかできず，内容が薄く実用性が低い	本人の言葉に振り回されず，話を聞く 気持ちに寄り添って会話を進める 内容が正しくなくても否定せず，やりとりを進める

ない情報を提供したり，自信をもって退院後の計画に主体的に関わり，新しい活動にも積極的にチャレンジしていけるよう支援していきましょう．

◆**中等度の認知能力低下のある人へのコミュニケーションの援助**

　状況理解が不確実で曖昧なことも多く，すべてのことを自分で考えることが難しい状態です．自分なりの意見があるので，それらを尊重したうえで間違っていることを修正したり，より良い方向に誘導したりする関わりが望まれます．

　納得できずトラブルになることもあるため，しっかりと時間をとって向き合い，考えてもらうことを促します．どうしても理解が得られない場合は，本人が受け入れられる方法をチームで検討し，折り合いをつけてもらう関わりも必要になります．

◆**重度の認知能力低下のある人へのコミュニケーションの援助**

　自分で考えたり決めたりすることは困難で，重要な決定は家族等の代理者が行っていくことになります．しかし，重大な決定を本人のいないところで進めるのではなく，話し合いに参加してもらい，一緒に決定に参加したと感じてもらうことで，納得を得られることもあります．

　重要なことでなくても，本人の意思を反映させられる機会をつくりましょう．食後に飲みたいのがお茶なのかコーヒーなのか等，本人が選択できる機会をもつことも大切です．

　重度の認知能力低下のある人とのコミュニケーションは難しいことが多く，意思疎通が図れずに困ることもあります．本人の状況をよく理解し，チームで情報を共有して対応していきましょう．

Ⅰ　多職種アプローチ編　連携・協力

Q15　早朝や夕方に患者さんのケアを担当していますが，これは療法士の仕事でしょうか．

KeyWord　ケア，早朝・夜間の対応，研修・教育

- 療法士による早朝・夜間の対応は，全体の3割ほどの病棟で行われていますが，その内容は様々です．
- 早朝・夜間のADLの実行状況を観察・評価したり，指導や助言をしたりすることは療法士の大切な役割ですが，単なるケアの補助であれば，それは療法業務ではありません．ただし，職場によっては，初期研修や教育の目的でケア業務を行っている場合もあるようです．

解説 1　早朝・夜間の対応の実態

　　2019年度の回復期リハビリテーション病棟協会の調査（図1）[1]によれば，療法士が早朝や夜間に対応している病棟の比率は，理学療法士や作業療法士は約30％，言語聴覚士は約20％であり，その配置職員数もかなり少ない状況でした．しかし，配置職員数の病棟によるバラツキは大きく，病院の方針などによって早朝・夜間の対応にかなりの違いがありそうです．また，その半数程度は診療報酬を算定せずに対応しているものであり，その業務内容も確立されておらず，様々であることが推測されます．

　　このように，回復期リハビリテーション病棟における療法士の早朝・夜間の対応は，まだまだ体系づけられておらず，試行錯誤の状態であるといえます．そのため，療法の一環として行っている病棟もあれば，ケアの人手として導入されている病棟もあるかもしれません．

a：早朝・夜間に対応している病棟の比率

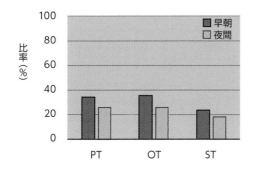

b：早朝・夜間に配置されている平均職員数

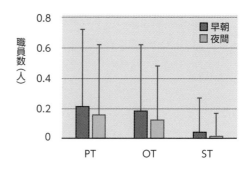

図1　早朝・夜間の対応の実態（回復期リハビリテーション病棟協会の調査）
〔一般社団法人回復期リハビリテーション病棟協会：回復期リハビリテーション病棟の現状と課題に関する調査報告書. 2019年6月.〕

解説 2 **早朝・夜間の対応が必要な理由**

　　回復期リハビリテーション病棟は，患者さんができるだけ早く家庭復帰できるよう，食事，排泄，更衣，入浴などの日常生活活動（ADL）への積極的な働きかけを行うことで，心身機能や活動能力などの改善を図ることが目的です．したがって，そのADLアプローチが最も重要なものとなりますが，いわゆる "できるADL" と "しているADL" の差が把握されず，実行可能なのに実行されていないADLが放置されることは避けなければなりません（Q20参照）．実行されない原因を評価し，その改善や調整を行い，日々のケアが適切に行われるようにすることが大切です．

　　実行されない原因には様々なものがありますので，その対応として考えるケア計画も様々な側面からの検討が必要です．したがって，ケアを担う看護・介護職の視点からだけでなく，運動・認知・作業などの面からも考えていかなければなりません．各療法士が早朝・夜間の実際の生活場面を直接観察し，課題となる事柄を評価していく意義があります．他職種からの報告だけで理解したつもりにならず，患者さんの実際場面を自分の目で観察して，患者さんに助言したり，他職種に専門的な立場から提案したりすることは療法士の大切な役割です．

　　しかし，早朝・夜間の対応が単なるケアの補助として行われているのであれば，それは療法とはいえません．業務の目的をしっかりと考え，その目的を果たすために最適な形で行えているのかを考えていくことが大切です（図2）．

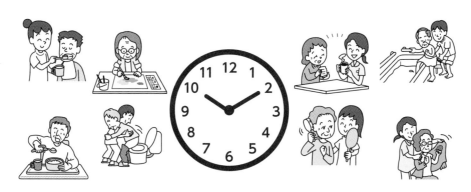

図2 **24時間365日続く患者さんの日常生活**

👌 **Memo** 　**教育としてのケア業務**

　　回復期リハビリテーション病棟では，カンファレンスなどで患者さんの ADL ケアの方法について看護師らと協議することが多いと思います．そのときに，療法士自身がケアのことを全く知らず実際に行ったこともなければ，提案した方法が現実的でないものになっているかもしれません．また，教科書的なことだけを提案していても，看護師らに納得してもらえず，その提案を受け入れてもらえないかもしれません．

　　看護師らと同じ高いレベルの ADL ケアを行えることを目指す必要はありませんが，家族が行える程度のケア技術を療法士も身につけておくことは，退院に向けた療法や指導を行うためにも必要です．そのためには，ADL ケアの体験研修を行ったり，療法業務の合間にケアに協力したりすることは意味のあることです．

文献
1） 一般社団法人回復期リハビリテーション病棟協会：回復期リハビリテーション病棟の現状と課題に関する調査報告書. 2019 年 6 月.

Ⅰ 多職種アプローチ編 連携・協力

Q16 ADLの自立度は，誰が決めるとよいのでしょうか．

KeyWord 自立，リスク評価，インフォームドコンセント

- ADLが一人で安全にできることを「自立」といいますが，絶対に安全であると評価するのはとても難しいことです．
- 様々な転倒・転落リスクの評価ツールがありますが，その特徴や限界を理解して使いましょう．
- 各専門職の評価をもとに，ADLの自立度をチームで多角的に検討し，患者さんへのインフォームドコンセントによって自立度を決定します．

解説 1 「ADLが自立している」とは

　日常生活の介護負担度をみる機能的自立度評価法（FIM）では，食事や歩行などの完全自立は「時間がかからず，補装具や自助具を使わず，一人で安全にできる状態」とされています．ここで問題になるのが，実際のADLの条件や状況は様々であるために，「安全にできる」という判断が難しいことです．周りに誰もいない直線路を歩くことはできたとしても，人通りが多い廊下の角を曲がったり，ドアを開閉したりするときに稀にふらつくといった場合には，歩行を自立としてよいか判断が分かれると思います．

　このように，ADLの自立度，特に安全性の評価に絶対的なものはなく，様々な側面から評価することが大切です（図）．

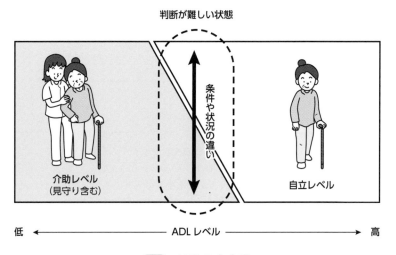

図 ADLの自立度

解説2 転倒・転落リスクの評価

　ADLの自立度評価において問題となりやすいのが転倒・転落です．その予防対策は，単に事故を防止することだけではなく，患者さんの生活状況を包括的に観察し，移動活動を可能な限り維持することによって，その後の生活の質を向上させることが目的です．患者さんがどのように生活したいのか，どのように生きていきたいのかという価値観を踏まえて，本人や家族の意思も尊重しながら予防対策を立案していきましょう．

　転倒・転落リスクの評価は「スクリーニング」「精査」「対策立案」の三段階で行われます．「スクリーニング」は限られた時間や人員で早期に対策するためにハイリスク者を抽出することであり，「精査」は関連因子を詳しく調べて転倒要因を明らかにすることです．そして，「対策立案」は患者さんのリスクと生活行動を照らし合わせて安全な生活方法を導き出すことです．

　スクリーニングのツールには様々なものがありますが，それぞれの特徴や限界を理解しながら使用していきましょう．

解説3 自立度を決定するための医療プロセス

　前述したように，転倒・転落リスクがゼロの"ADLの自立"はありません．そのため，ADLの自立度評価には，より実際的で多角的な生活状況の情報が必要であるとともに，各専門職の知識と技術を活かしたチームによる総合的な検討が重要です（表）．

　また，最終的には患者さんの生活や人生に関わる問題ですので，その活動を自立して行うことのリスクと利益をわかりやすく説明し，自己決定できるよう支援することが大切です．患者さんが判断できない場合は，家族に説明し，転倒・転落予防の具体的な対策案も含めて相談していくことが重要です．このようなインフォームドコンセント（説明と同意，理解と納得）は，ADLの自立度を決定していくうえにおいても欠くことができない医療プロセスです．

表　ADL自立度評価における専門職の役割分担

職種	主な評価内容
理学療法士	療法室と病棟・病室での動作能力の評価（遂行度，速度性，安定性，耐久性など） バランス機能の検査・測定（座位，立位，歩行など）
言語聴覚士	病棟・病室での認知能力の評価（意識，記憶，注意，判断など） コミュニケーション機能の検査・測定
作業療法士	病棟・病室での生活行為の評価（遂行度，主体性，適応性，計画性，社会性など） 精神機能の検査・測定
看護師	入院時のスクリーニング評価（転倒・転落，誤嚥・窒息，褥瘡，せん妄など） 病棟・病室の環境整備（安全，衛生，活動，休養など） 活動状況の観察と援助
医師	医学的リスクの評価

Ⅰ　多職種アプローチ編　連携・協力

Q17　回復期で医師に報告・相談しなければ
ならないことは何でしょうか.

KeyWord 　医師，リハビリテーション処方，原疾患・合併症

- 医師の役割には，原疾患・合併症の管理と個別的なリハビリテーション処方とリスク管理があります．
- リハビリテーション介入で，通常とは異なるバイタルサインの変化や反応，計画にない事態が発生した際は，医師に報告のうえ，対応に関する相談が必要です．

解説 1　医師の役割[1)]

　リハビリテーション病棟の医師としての主な役割は，原疾患・合併症の病態評価のほか，機能障害や心身機能・構造の評価，ADLや環境因子，個人因子を加味した活動・参加の評価を統合して予後予測に基づき，治療介入計画やチーム・各職種の目標と達成期間の設定を統括します．

　医師の治療介入としては，投薬をはじめとした患者の状態に応じた原疾患・合併症の管理のほか，個別的なリハビリテーション処方とリスク管理があります．

　リハビリテーション処方は，医師が行った患者の疾患・障害評価に基づき，理学療法，作業療法，言語聴覚療法それぞれに個別的な疾患別リハビリテーション処方を行います．また，チームでリハビリテーション計画を作成し，患者・家族に説明して同意を得てから，リハビリテーションを開始します．リハビリテーション介入時や病棟における安全管理として，リハビリテーション中止や医師への報告基準の明確化や観察項目，感染対策等に関する指示，転倒・転落の予防策の承認，身体抑制に対する書面による説明と同意取得等も医師の役割です．

解説 2　療法士から医師へ報告・相談すべきこと

　回復期で医師に報告・相談しなければならないこととはどんなことでしょうか．「報告・連絡・相談」とよく耳にしますが，「報告」とは指示されていた仕事の進捗や状況，結果を伝えること，「連絡」とは客観的事実を周知すること，「相談」とは判断に迷ったり困ったりしたことに対して意見を求めることです．

　各療法は，医師による疾患別リハビリテーション処方によって開始されます．処方には，理学療法，作業療法，言語聴覚療法が行うべき評価や治療内容，リハビリテーション実施上の注意事項や禁忌事項などが記されています．処方に従った内容や事柄の進捗状況や結果の報告は，入院時・退院時サマリーやカンファレンスなど，あらかじめ決められた形式や機会

(場)で報告する必要があります．特に，カンファレンスでは，長期目標や短期目標とそれを達成するまでの期間，目標達成のために各部門が何をすべきか等が決定されます．その進捗状況を，次に開催されるカンファレンスで報告します．例えば，理学療法を例にすると，進捗状況を報告したうえで今後何をするのか提案し相談することになるでしょう．

　各療法を実施することは，患者さんに心身の負荷を加えることになります．リハビリテーション処方には，患者さんの状態に応じてリハビリテーション実施上の注意事項や中止基準が指示されています．それを超えてバイタルサインの変動や痛みの出現が急激に起こった場合や容体の急変時には直ちに医師への連絡が必要です．例えば，急激な意識消失や心肺停止状態が発生した場合には，エマージェンシーコールを発し，心肺蘇生や自動体外式除細動器（AED）を用いた対応を始めなければなりません．このように，どのような状況で何が発生したのかを，その程度も含めて緊急性を判断する必要があります（表）．

　医師が投薬を変更した際には傾眠傾向や起立性低血圧などの副作用を呈することがあります．日頃から患者さんの状態やバイタルサインに注意を向け，医師への報告の必要性を判断しましょう．

　各療法に対する拒否など，問題と思われる訴えを示した場合には，医師に報告のうえ，対応の相談が必要です．例えば，「退院したら，自動車を運転したい」「早く退院させてほしい」「○○療法をやってもらえないか」等，計画にはなかった要望が患者さんから出てくる場合があります．その場合には，療法士から即座に回答するのではなく，主治医に報告し対応方法について指示を仰ぐ必要があります．主治医から指示されていない治療法を許可なく実施してしまうと，思わぬトラブルに発展し，場合によっては医療事故につながる危険性があるため，軽率な対応は避けるべきです．

　以上のように，医師に報告・相談すべきことは，原疾患や合併症の管理に関すること，疾患別リハビリテーション処方やリスク管理に関することです．報告するタイミングとしては，直ちに報告すべき緊急性の高いものから会議や書類で報告すべきものまで，内容や状況の性質によって適切な対応を心がけましょう．

表　医師に報告・相談すべきこと

緊急性	内容
直ちに	心肺停止，意識消失，てんかん発作，窒息，急激な疼痛の出現，転倒・転落など
発生状況や程度によって緊急性の判断が必要な徴候	血圧上昇・低下，不整脈，意識障害，呼吸異常，胸痛，筋骨格系の疼痛，頭痛，腹痛，嘔気・嘔吐，めまい，けいれん，発熱，浮腫，チューブ抜去など
随時	リハビリテーションに対する不満，処方にない患者からの要望，安静度変更や食形態の変更の提案，家屋評価実施計画・実施報告など
定時	計画的に進んでいる介入の進捗状況・結果報告および今後の方向性

文献
1）宮井一郎：医師の役割．回復期リハビリテーション病棟協会 栄養委員会（編）：回復期リハビリテーション病棟　管理栄養士必携．第2版，2020：p.12-15.

Ⅰ　多職種アプローチ編　連携・協力

Q18 主治医は元泌尿器科でリハビリテーションを専門としていませんが，大丈夫でしょうか.

KeyWord 専門医，生活，チーム

- 主治医がリハビリテーション科専門医であることが望ましいですが，病気と人を診ることができる医師であることが一番の基本です.
- その医師が専門としないところは，他の診療科や他の職種によって補完しながら，医師の立場から患者さんの生活や人生を一緒に考えてもらいましょう.

解説 1 回復期リハビリテーション病棟におけるリハビリテーション科専門医の役割

　リハビリテーション科専門医とは，病気，外傷や加齢などによって生じる障害の予防，診断，治療を行い，機能の回復ならびに活動性の向上や社会参加に向けてのリハビリテーションを担う医師です[1]. 回復期リハビリテーション病棟においては，リハビリテーション科専門医が専従配置されていることが望ましく，その医師には様々な役割が求められています（表）[2].

　回復期リハビリテーション病棟にリハビリテーション科専門医が従事していることが理想といえますが，残念ながら46％の病院は専門医が関われていないのが実態です[3]. そのため，リハビリテーション科以外を専門とする医師が主治医となっていることは少なくありません.

解説 2 一般的に医師が学んできていること

　2004年以降，医師免許取得後に基本的な診療能力の習得を目的として，医師には2年以上の臨床研修が必修化されています. この背景には，それまでの医師研修は臓器別の診療科に偏っており，「医師は病気を診るが，人は診ない」と評されることが多かったことがあります[4]. よって，今後は仮に泌尿器科を専門としていたとしても，人を診ることができる医師が格段に増えてくると思います.

表　医師の専門的な役割

- ・入院や退院の決定
- ・原疾患等に対する医学的な検査と診断
- ・再発・合併症・依存症のリスクの評価と対応
- ・カンファレンスのまとめ役
- ・機能障害やADL能力の回復予測
- ・リハビリテーションの方針決定
- ・個別的なリハビリテーション処方と看護ケア指示
- ・患者・家族へのリハビリテーションの進捗状況やカンファレンス結果の説明
- ・他診療科との連携

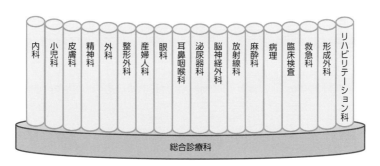

図　専門医の基本領域

（内科, 小児科, 皮膚科, 精神科, 外科, 整形外科, 産婦人科, 眼科, 耳鼻咽喉科, 泌尿器科, 脳神経外科, 放射線科, 麻酔科, 病理, 臨床検査, 救急科, 形成外科, リハビリテーション科／総合診療科）

　また，専門医のあり方も見直され，2018年度から国の基準にもとづく新しい専門医制度が始まっています．注目すべきことは，リハビリテーション科をはじめとする18の診療科に加え，それらを横断的にみる「総合診療科」が専門領域として設けられたことです（図）．その総合診療科では，日常遭遇する疾病等に対して適切な初期対応と継続的診療を全人的に提供し，地域の人々の命と健康に幅広く対応することを使命としています[5]．

　これからのリハビリテーション医療においては，総合診療科をはじめとする様々な専門医との協働も重要になってくると思われます．そして，いずれこのような専門性をもった医師とも，チームを組むときが来るのかもしれません．

解説3　リハビリテーションに必要な医師

　回復期リハビリテーション病棟は，脳卒中，脊髄損傷，骨折，肺炎後の廃用症候群など，様々な疾患の患者さんを対象としています．主治医ひとりで，あらゆる疾患を診ることができることは少なく，様々な専門診療科の医師と連携しながら対応していることが多いと思います．また，あらゆるリハビリテーション手段を熟知している医師も多くはないと思われます．患者さんの障害は極めて多様ですので，それを全体的に把握するためには様々な専門職の視点を必要とし，お互いに補完していくことが大切です．

　リハビリテーションにおいて大切なことは，誰かひとりが方針を決めて，その指示どおりに療法やケアを各職種に行わせることではなく，患者さんを人として診て，多職種の視点や技術を活かしながら，医療・介護・福祉などを包括的に展開していくことです．患者さんの機能再建のための治療などは，リハビリテーション科専門医に勝る者はいないかもしれませんが，泌尿器科などを専門としていたとしても，生活や人生レベルのリハビリテーションにおいて"医師という専門職"の立場で関わっていただくことは，患者さんにとってとても有益なことです．リハビリテーションチームには，「病気と人を診ることができる医師」は欠かせない存在です．

文献
1）日本リハビリテーション医学会ウェブサイト：「リハビリテーション科専門医」を知っていますか？
　　https://www.jarm.or.jp/pr/（2023年3月1日閲覧）
2）公益財団法人日本医療機能評価機構：病院機能評価 高度・専門機能解説集 リハビリテーション（回復期）Ver.1.0. 2019：p.28-29.
3）一般社団法人回復期リハビリテーション病棟協会：回復期リハビリテーション病棟の現状と課題に関する調査報告書. 2021：p.86.
4）厚生労働省ウェブサイト：医師臨床研修制度の変遷.
　　https://www.mhlw.go.jp/topics/bukyoku/isei/rinsyo/hensen/（2023年3月1日閲覧）
5）一般社団法人日本専門医機構 総合診療専門医検討委員会ウェブサイト：総合診療専門研修プログラム整備基準.
　　https://jbgm.org/menu/専門研修プログラム/（2023年3月20日閲覧）

Ⅰ　多職種アプローチ編　連携・協力

Q19 医師が忙しすぎて，リーダーの役割を果たせていません．

KeyWord　リハビリテーションチーム，医師，リーダー機能

- リハビリテーションの目標達成のために，チームにはリーダーの存在が必要です．
- 医師がリーダーの役割を果たし切れていない場合は，メンバーによるリーダーへの働きかけを高めたり，医師以外がサブリーダーを担ったりして，メンバーがリーダー機能を補助することが必要です．

解説1　リハビリテーションチームにおけるリーダーの役割

　　リハビリテーションでは，患者さんごとに多職種のチームが形成され，多角的なアプローチが一体的に行われますが，そのチームにはリーダーの存在が必要です．

　　チームにおけるリーダーの役割は，まず，カンファレンス等の場で，患者さんのリハビリテーションの目標を設定し，各メンバーの役割と実施内容を明確にし，チーム内で共有することがあります．そして，その後の経過のなかでは，患者さんの状態の変化やそれぞれの部門の進捗状況を把握し，問題が発生した場合には対応策をチームで協議していくことによって最も効果的な方法を決定し，目標達成に向けてチームを導くことです（表）．

　　また，患者さんが主体的にリハビリテーションに参加することを促すために，リーダーが代表して患者さんにリハビリテーション計画をわかりやすく説明し，十分な理解に基づき同意を得ることも重要な役割となります．

解説2　リーダー機能を補助する工夫

　　医師が忙しすぎてリーダーの役割を果たせていないことがあるかもしれませんが，その状況を放置していると患者さんのリハビリテーションが滞るばかりでなく，医療事故やトラブルの発生の原因にもなりかねません．

　　このような場合は，各メンバーがチームのリーダー機能を補助することが必要です（図）．そのためには，メンバーは医師に患者さんの状況や変化を報告するだけでなく，そのことから何を行うべきかを多角的に考え積極的に提案することが必要です．また，直接的な相談が必要な場合には，臨時のカンファレンスを開くことを依頼したりするとよいでしょう．リーダーの指示に従うだけでなく，メンバーそれぞれが主体的に考え，協調的に行動することで，リーダー機能がチームとして補完され，一体化した機動性のあるチームワークを生み出すことができます．もしリーダーがうまく機能していなかったとしても，メンバーがそれぞれにメンバーシップを発揮させていくことが，チームの力を高める秘訣となります．

表　治療におけるチームリーダーとチームメンバーの役割（例）

チームリーダー の役割	・患者情報の収集，優先順位をつけて整理 ・リハプログラムを明確化し，メンバーに共有 ・メンバーの役割をわかりやすく具体的に提示 ・メンバーの専門性と力量に応じて調整 ・治療経過のモニタリング（患者の状態，メンバーの役割分担と実施状況，治療経過） ・モニタリング結果に応じたプログラム調整
チームメンバー の役割	・各自の専門性や能力を最大限に発揮して与えられた役割を実施 ・リーダーや他のメンバーに情報提供 ・発見された未解決の問題や治療効果改善のための提案

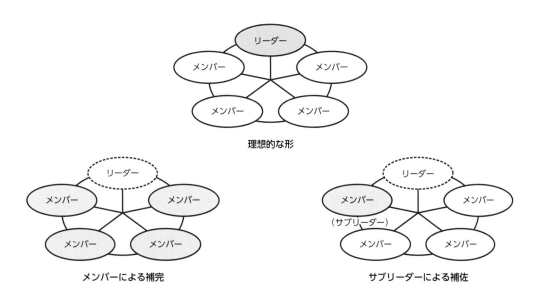

図　リーダー機能を補助する工夫

　　また，チームにサブリーダーを置くのも一つの方法です．医師以外の職種をサブリーダーとしてリーダーの補佐役とし，患者さんの全体像を把握させ，各職種によるリハビリテーションやケアの進捗状況をチェックしていきます．その情報の要点を適宜医師に報告するとともに，必要なリハビリテーションやケアについての相談や提案も行います．リハビリテーション実施計画の原案をとりまとめ，カンファレンスでの決定が円滑に行われるように協議のサポートも行います．このような方法をとれば，リーダーも全体の状況を把握したうえで必要な指示を出すことができ，医師の判断・方針を踏まえたリハビリテーションをチームとして行っていくことができます．

　　いずれにしても，チームがばらばらで統制がとれていないと患者さんのリハビリテーションがうまく進まず，結果的に迷惑や不利益を受けるのは患者さんです．患者さんのためにも，また，専門職としての役割を発揮するためにも，たとえ医師がリーダーの役割を十分に発揮できない状況であっても，チームメンバーとして行えることを工夫しながらリハビリテーション専門職としての役割と責任を果たしましょう．

I 多職種アプローチ編 連携・協力

Q20 療法士は「できるADL」, 看護師は「しているADL」とよくいわれますが, どのような意味ですか.

KeyWord ADL, 看護師, 役割

● どちらもADLの回復に関わる専門職ですが, 療法士は運動機能や認知機能を上げ, 整った環境で発揮される「できるADL」を引き上げることに主な役割があり, 看護師は病棟生活での「しているADL」を引き上げることに主な役割があります.

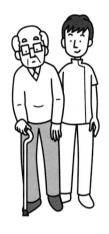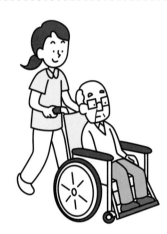

解説 **1** 「できるADL」と「しているADL」

「できるADL」とは, 療法士がリハビリテーション室などの整った環境で誘導したときに引き出される, 患者さんの最大の生活能力をいいます.「しているADL」とは, 実際の生活のなかで通常行っているADLのことです.

「できるADL」には, 運動能力や認知能力が強く関与し, 機能・能力を回復させることで改善につながります.「しているADL」には, 機能・能力に加えて, 環境因子, 個人因子が大きく関与します.

解説 **2** 「できるADL」と「しているADL」の差

リハビリテーションの時間にできるようになった活動が, 生活のなかでもできることが望まれますが, 実際には「できるADL」に比べて「しているADL」が低くなってしまうことがよくあります. この差の出現には, 表のような理由があるといわれています.

解説 **3** 療法士の役割, 看護師の役割

機能・能力を向上させ,「できるADL」を引き上げるのは, 主に療法士の仕事になります. 病棟で「しているADL」を拡大していくのは, 主に看護師・介護福祉士の仕事になります.

表　「できるADL」と「しているADL」の差

1. 環境による差	リハビリテーション室のプラットフォーム上では起き上がりができるが，病棟のベッド上ではできない，など
2. 時間による差	昼間の時間帯は1人でトイレに行くことができるが，夜間帯は困難，など
3. 本人の理解・気持ちによる差	リハビリテーションの時間は自分でやろうとするが，病棟ではやってもらうものと考えている，など
4. 認知能力の影響	認知能力が不十分なため，応用がきかない，意欲や実行状況にむらがある，など
5. 介護側のマンパワーによる差	介助すれば実行できるが，介助者不足によって実行できない，など

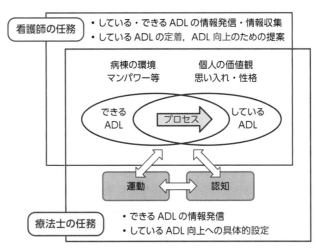

図　「できるADL」を「しているADL」につなぐ

　まずは，お互いの役割を理解し，それぞれの任務を自覚しましょう．

　しかし，療法士が「できるADL」，看護師が「しているADL」だけをみていたのでは，両者の差を縮め，生活を改善させていくことはできません．療法士と看護師は，ADLをめぐって密接に連携していくことが求められます．

「できるADL」を「しているADL」にしていくために

　療法士は，患者さんの現在の能力や介助のコツを看護師に理解してもらうために，病棟でのリハビリテーションを取り入れ，看護師の見ているところでやってみせたり，病棟の環境を活動しやすく調整するために助言することも重要です．また，看護師から積極的に現在の能力を療法士に尋ねてもらったり，課題を相談してもらうことも必要になります（図）．

Memo　よくある看護師と療法士の対立

　療法士は，担当患者さんの能力が向上すると，生活場面での導入を考えて看護師に提案しますが，「できません」と断られてしまうことで「看護師さんは患者さんがよくなってほしくないのか！」と憤ることがあります．一方，看護師は，患者さんのADL方法の変更には，病棟全体の患者さんの状況やマンパワーも考慮しなければならないため，「療法士は状況をちっとも考えられない」と腹を立てていることがあります．

　患者さんによくなってもらうためには，お互いの思いや状況を理解し合い，一歩踏み込んだ議論を進めていくことが必要ですね．

Ⅰ　多職種アプローチ編　連携・協力

Q21 看護師さんは忙しくてFIMを評価してくれず，すべて療法士に任せっきりです．どのようなやり方がよいのでしょうか．

KeyWord ADL評価, FIM, チーム

- FIMは，ADLの実行状況を評価するものです．それゆえに，24時間の生活をみている看護師などによって評価されることで，その評価の妥当性をより高められるはずです．
- FIMに慣れていない看護師が多い場合は，多少の誤りは気にせず，まずは評価に取り組むことから始めるとよいでしょう．そして，その評価結果を熟練の療法士らと一緒に確認しながら学び，経験を重ねて慣れることが大切です．

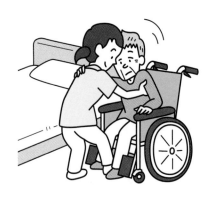
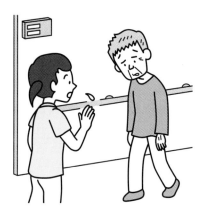

解説 1 　実際のADLの実行状況は誰が一番よく知っているか

　　FIMとは，基本的なADLを，どのくらい自分でしていて，どのくらい介助に手がかかるのかを7段階で評価するものです．その評価対象となるのは，自宅や病棟などでのADLの実行状況です．そして，患者さんのADLは，日や時間帯によって介助量が異なる場合がありますが，その違いも踏まえて評価を行います．したがって，FIMを適切に評価するには，患者さんの24時間の生活全般を把握し，観察する必要があります．

　　患者さんの生活を24時間観察して，その様子を把握しているのは，看護師や介護職です．そうであれば，FIMを最も適切に評価できるのは，看護師などではないでしょうか．

　　しかし，FIMの採点には，様々な基準があり，それらを覚えるには一定の研修が必要となります．そのため，すべての看護師が患者さんのADLを正確に評価できるようになるには，かなりの時間と労力が必要です．おそらく看護師の皆さんがFIMを評価してくれない理由には，そのようなことも関係しているのではないでしょうか．

解説 2 チームでFIMを評価する

　看護師の皆さんがFIMを看護の評価の一つとして考え，積極的にその習得に向けて取り組んでいただくことが理想ですが，そう簡単なことではないかもしれません．

　はじめの段階としては，看護師による評価に高い精度を求め過ぎずに，ADL状況を思い浮かべながら大まかに考えて，介助量を7段階で評価することを取っ掛かりにしてみてはどうでしょうか．その結果を，FIMを熟知したOTなどと確認し，修正するようにしていけば，看護師の皆さんも，その評価ポイントの理解が少しずつ進んでいくと思います．

　先に述べたように，FIMはADLの実行状況をみるものですので，最終的には看護師がFIMを評価できるようになることを目指したいものです．それによって，それぞれの職種が専門的立場から主体的に患者さんのADLを評価することになり，多角的で機能的なチームをつくり上げることができると思います．

解説 3 ADLの実行状況はたった1日で評価できるのか

　回復期リハビリテーション病棟は，その診療報酬の算定において早くからアウトカム評価が導入され，その評価指標の一つとしてFIMが使われてきています．

　FIMの評価は，入院時と退院時に行い，その改善点数や入院日数などの結果によって入院料が設定される仕組みとなっています．そのため，入院時のFIMは，入院当日のADLの実行状況を評価することとなります．一方で，初日に実行されない入浴活動をどのように評価するのか，本来ならば朝昼夕と観察すべき食事活動はどうするのかなど，様々な課題があります（特に認知項目の評価が難しい）．また，ADLの日差が考慮されないため，評価の妥当性が低くなってしまう恐れがあります．

　FIMは，評価法としての信頼性が高く，リハビリテーションにおいて有用なものですが，診療報酬の算定ツールとなることで，不適切な使われ方をされてしまわないか危惧されます．

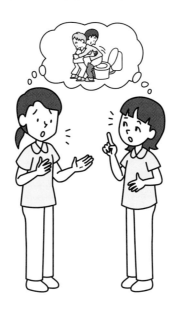

Ⅰ　多職種アプローチ編　連携・協力

Q22 ソーシャルワーカーとの関わり方を教えてください.

KeyWord　ソーシャルワーカー，福祉，情報共有

- ソーシャルワーカーは，患者さんや家族の心理的・社会的問題の解決や調整，退院や社会復帰の援助を行う専門職です．療法士はソーシャルワーカーと密接な連携をとってリハビリテーションを進めていくことが必要になります．
- 療法士はソーシャルワーカーとの情報共有の時間をしっかりとり，患者さんのためにソーシャルワーカーと協力し合っていくことが求められます．

解説1　ソーシャルワーカーと療法士

　療法士は，入院中のリハビリテーションを進めるうえで，家族の状況や気持ちの確認，退院に向けての地域の医療・福祉資源の情報などが必要になります．これらの情報は，病院に配置されている医療ソーシャルワーカー（MSW）から受けとることができます．

　MSWとの関係は，単に情報をもらうことにとどまらず，患者さんや家族がどのような状況にあり，どうなっていくことが望ましいか，相談し合ったり議論し合ったりすることで，より良い支援につながっていくこともあります．

解説2　病院において明確に患者さんや家族の立場に立つ

　MSWは，チーム医療のなかで，患者さんや家族の立場に立つ職種です．患者さんや家族の情報，さらに気持ちを聞き出したり，チームの考えを伝えたりすることで，チームが患者さんや家族を置き去りに進んでいくことを防ぐ役割を担っています．

　病院によっては，MSWが十分に配置されておらず，病床管理の仕事が主になり，患者さんや家族の援助業務に手が回らない場合がありますが，診療報酬で専任の社会福祉士の配置が義務付けられたことによって，MSWの業務が強化された病院も少なくありません．他職種はMSWの役割を理解し，尊重し，立場の違いを活かした良い連携が進むように関わっていくことが必要です．

解説3　医療ソーシャルワーカーから学ぶ

　療法士であっても，患者さんや家族のことを考えない人はいないと思います．しかし，MSWと話をすることで，見落としていた点，理解できていなかった点がみえてくることは少なくありません．患者さんや家族は，医療者からの説明では十分に理解できていなかったり，納得していなかったりすることがあります．医療者には当たり前に思えることでも，一

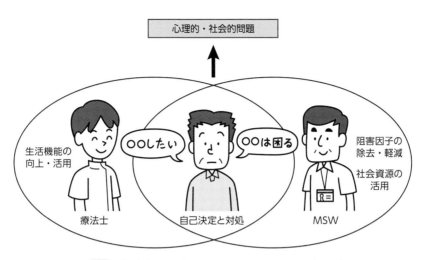

図　療法士と医療ソーシャルワーカーの専門性

一般人には受け入れられない，ということに気づかせてもらえる場合もあります．

　ソーシャルワーカーがもつ対人援助技術のなかには，療法士が知っておくべきものも多くあり，特に患者さんの思いを聞く機会の多いOTやSTは，MSWのもつ視点や技術から学べる点が多くあります（図）．

解説 **4**　家族を対象者と捉える医療ソーシャルワーカー

　療法士にとっては，患者さんが対象者であり，家族を単に「患者さんを介護する人」と捉えてしまうことがあります．しかし，家族には家族の気持ちがあり，生活があり，社会のなかで担う役割があります．MSWはそのことを理解して家族を捉え，患者さんとの関係や退院後の生活を考えていくことができるところに専門性があるといえます．こうした視点は療法士においても必要で，MSWと関わることでぜひ身につけていきたいものです．

解説 **5**　家族に関わるのはソーシャルワーカーだけではない

　一方で，家族との関わりをソーシャルワーカー任せにしてしまうことは，正しくありません．療法士が行うリハビリテーションのなかには，家族との関わりも含まれていることを理解しておきましょう．また，ソーシャルワーカーと療法士の家族に対する関わりは，同じではないということも心得ておきたいものです．

　患者さんや家族に寄り添い，心理的な援助を行いながら主体的決定力を引き出していくことが役割であるMSWに対して，療法士は患者さんの機能・能力の状態を把握し，新たな生活を展開していくための方法を提案していくことになります．家族に対しても，勇気をもって一歩踏み込み，新しい人生を引き受ける力を引き出していく関わりが求められることも理解しておきましょう．

　療法士は家族との関わりを進める際に，MSWと上手に役割分担することが大切です．そのためにも，日頃からMSWとコミュニケーションをよくとり，お互いの得意なことを理解し合っておくことが望まれます．

II カンファレンス編

Ⅱ　カンファレンス編　会議の運営

Q23 カンファレンスはどのように進めれば よいでしょうか.

KeyWord　カンファレンス，多職種共有，目標設定・達成

A
- カンファレンスは，リハビリテーション計画を立案するための会議です．
- 患者さんの実生活の課題を中心に話し合うことで，リハビリテーション計画も 具体的で実際的になります．
- ファシリテーター役を置くのも有効です．

解説1　多職種によるリハビリテーション計画立案の場

　　リハビリテーション計画は，多職種協働において重要であり，それを立案する場がカンファレンスです．「リーダーと一部のメンバーしか出席していない」「現状報告の場になっている」「書類作成のためだけに行っている」ということはないでしょうか．多職種が直に話し合いを行える貴重な場ですので，有効に活用しましょう．

解説2　カンファレンスの協議内容

　　カンファレンスでは，患者さんの実生活の課題を中心に，様々な専門的な視点から評価・検討し，具体的で実際的なリハビリテーション計画を協議します．

　　カンファレンスの開催前には，関係する医学的・社会的情報の収集を済ませておき，当日の協議が効率よく行えるようにします．カンファレンスの始めに，チームで患者さんの全体像を確認し，課題の整理，解決策の検討・協議，目標の設定（長期・短期），介入計画の立案を行います（図）．

　　協議の最後には，次回のカンファレンスの必要性を検討し，必要であればその時期を決めます．また，そのときまでに実施しておくべきことや，次回報告すべきことなども予定します．

解説3　カンファレンスの運営

　　回復期リハビリテーション病棟では，入院当日および入院初期にカンファレンスが行われ，その後は2週または1か月ごとなど定期に行われるのが一般的です．初期は暫定的な計画となりますが，その後は在宅復帰へ向けた具体的な目標や計画へと段階的に修正していきます．リハビリテーションの状況に予定外の変化や変更が生じた場合は，速やかに臨時のカンファレンスを開催し計画の修正をします．退院に向けてのカンファレンスでは，家族の意向も踏まえながら退院後の介護サービスや社会資源の活用も検討します．

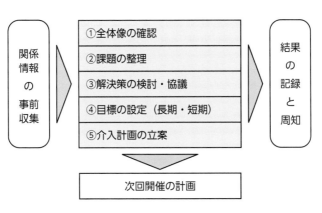

図 カンファレンスの基本的な流れ

表 ファシリテーターによるカンファレンスのチェックポイント

	協議事項	チェックポイント
1	全体像の確認	ICF モデルなどを利用し把握されている
2	課題の整理	各職種の評価結果が共有されている
		生活機能の課題が把握されている
		患者さんや家族の要望が反映されている
		家族や介護者の介護能力が評価されている
3	解決策の検討・協議	多職種による協業が検討されている
		家屋改修，外出・外泊などの必要性が検討されている
4	目標の設定	活動・参加の到達度や達成期間が設定されている
		在宅復帰後の ADL 目標が検討されている
5	介入計画の立案	具体的な内容で計画されている
		ケア方法や余暇活動の支援が計画されている
		リハビリテーション計画書に反映されている

　カンファレンスに患者さんや家族も参加してもらうことで，当事者を中心としたリハビリテーション計画を立案しやすくなります．また，患者さんの主体的なリハビリテーションへの参加も期待できます．しかし，チームの合意形成がないままにカンファレンスを行うと，患者さんや家族の混乱や不安を招くことがありますので，事前の相談や準備をしておきましょう．

　カンファレンスを円滑に運営するためには，リーダーや管理者が同席しファシリテーター役を務めることも有効です．特に経験が少ないスタッフの場合は協議への参加が十分に行えないことがありますので，そのスタッフがもつ情報や考えを適切に引き出し，計画立案に活かしていくことが大切です（表）．

　カンファレンスの協議内容や決定事項は必ず記録に残し，参加していなかったスタッフとも共有します．あらかじめ記録様式を決めておくことで，記録内容の漏れを防ぐことができます．

Ⅱ　カンファレンス編　会議の運営

Q24 カンファレンスが議論の場にならず，各職種の報告で終わっています．

KeyWord　リハビリテーション計画，ファシリテーター，カンファレンス

- カンファレンスは，リハビリテーション計画を決定する会議ですので，その目的を意識しましょう．
- 患者さんの実生活での課題をカンファレンスの基軸とすることで，参加者の論点が共通化し，リハビリテーション計画も具体的で実際的なものになります．
- チームの議論が進まないときには，ファシリテーターを置き，話し合いの促進を図ります．

解説 1　カンファレンスの目的を意識する

　　カンファレンスは意思決定のための会議であり，それには7つのルールがあります（表）．

　　会議には「報告・連絡・共有」「課題抽出と意見交換」「意思決定」の3つの目的がありますが，最も重要なのは計画の決定です．カンファレンスが「報告・連絡・共有」に止まり，協議時間の不足で決定事項が曖昧になることを避けるには，各職種の報告は事前の記録確認によって済ませておくことが重要です．そして，生活全体の課題を各々でも考え，自分の意見をもって会議に臨むことが大切です．

　　回復期リハビリテーション病棟では，初めに各職種からの現状報告を順に行う流れとなっていることがありますが，これでは各職種の部分的な問題点の寄せ集めになりやすく，何が患者さんにとって最も重要であるかが浮かび上がりにくくなります．したがって，カンファレンスの冒頭には，生活に近く総合的な立場である看護師に，実生活における健康とADLの課題を説明してもらうことも一つの方法です．その課題を基軸とすることで，患者さんの実生活に焦点が当たり，参加者の論点が共通化されやすくなり，チームとしてのリハビリテーション計画も具体的で実際的なものになると思われます．

解説 2　話し合いを活性化するファシリテーター

　　カンファレンスには様々な職種が参加し，そのスタッフの経験年数が大きく違う場合もあります．そのため，先輩格の人に気を使ったり，自信がなく発言を控えたりすることがあるかもしれません．しかし，自分の意見を言わないことは患者さんの不利益になりかねず，皆さんは，専門職としての責任をもって，積極的に議論に参加していく必要があります．

　　もしあなたが部門のリーダー的な立場であれば，カンファレンスにおいてファシリテーター役を担っていく必要があるかもしれません．ファシリテーターとは，話し合いの導きと

表　会議のルール

1	会議の目的を共有する	（議題と資料の事前配付）
2	参加者の役割を決める	（議長，書記，タイムキーパーなど）
3	進行手順を決めておく	（説明，質疑，意見交換，決議など）
4	全員が参加する	（全員の発言と決定に対する責任）
5	時間を守る	（開始・終了時刻，簡潔な発言）
6	決定事項を明確にする	（具体的な行動計画）
7	議事録をつくり共有する	（日時，参加者，決定事項）

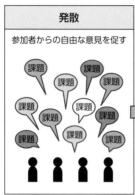
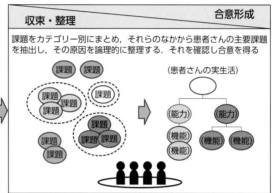

図　ファシリテーションの3要素

活性化（ファシリテーション）を行う人です．これは，メンバーを引っ張っていくリーダーではなく，一人ひとりの意見をしっかりと引き出し，まとめていく役目です．

　ファシリテーションには3つの要素があります（図）．まずは，意見の「発散」です．カンファレンスでは，参加者が気軽に発言できるムードをつくり，自由な意見を積極的に出してもらうことが大切です．たとえ意見が突飛で無謀であっても否定せず，その真意の説明を促したり，現実的な方法を考えてもらったりします．また，発言を躊躇していれば，「○○さんは，どうですか」と水を向けたり，「看護師さんであれば，～ということもありますが，いかがですか」といった代弁的なことを添えて聞いたりしてもよいでしょう．

　次に，意見の「収束・整理」ですが，抽出された課題を重要度と緊急度で考え，整理します．その課題に対して，いくつかの課題があれば，ロジックツリーなどに描いて論理的に整理するとよいでしょう．

　最後に，「合意形成」を行います．決定に合意できていなければ，その内容が実行されなかったり，その内容が不十分になったりします．そうならないためには，参加者の納得が必要です．往々にして専門職としての見方や価値観にこだわり過ぎて，無意識に自分の理想や信念の押し付けになってしまい，それが職種間の衝突を招くこともあります．患者さんにとってどうなのかという患者さん志向の視点をすべてのスタッフが忘れなければ，おのずと合意形成ができると思います．ファシリテーターは，各職種の特徴や価値観を理解し，それぞれが歩み寄り合意できるように，カンファレンスを導いていくことが大切です．

Ⅱ　カンファレンス編　会議の運営

Q25　医師の方針に意見を言うのはタブーなので しょうか.

KeyWord 集団心理，専門職，協業

A
- 多職種が参加するカンファレンスでは，様々な集団心理が働いて，病院によっては，自分の意見を言いにくいこともあるようです.
- 特に医師には意見を言いにくいという声を聞きますが，あなたもチームのひとりとして責任ある専門職ですので，勇気を出して行動しましょう.
- 人への意見は，相手への敬意と礼儀をもって簡潔明瞭に伝え，その根拠となるデータや現象を具体的に添えて説明するとよいでしょう.

解説1　カンファレンスにおける集団心理

　カンファレンスは，複数の専門職によるチームで行われますが，そこには様々な集団心理が働きます（図）.

◆同調行動

　大勢の人の意見や行動であれば，それが正しいと無意識に考え，自分も合わせて同じことをしてしまうことをいいます. カンファレンスにおいても，人と違う意見であっても，他の参加者が賛同していれば，自分が間違っていると思い込み，発言を止めて同調してしまうことがあります.

◆権威による服従

　社会的地位や権威がある人の意見を信じてしまうことですが，病院組織で一般的に最も権威があるのは医師です. PT等は，法律的にも"医師の指示のもと"であることが求められて

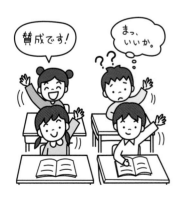
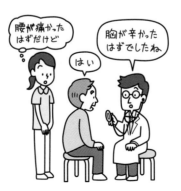
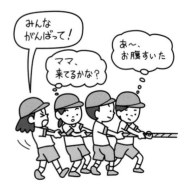

図　集団心理

いますので，それらによって必要以上に医師に服従してしまい，意見を言いにくい状況があると思います．

◆社会的手抜き

　一人で物事をするときより集団でするときのほうが生産性は低下し，その人数が増えれば増えるほど，その低下の程度が大きくなります．これは集団になることで，仕事の責任が分散したり，個人の成果が曖昧になったりすることから，無意識に手を抜いてしまうことによります．カンファレンスなどでも，人の意見に従っているほうが，その責任が自分にかからず，仕事が楽に感じる人がいるかもしれません．また，自分の意見を言えば，それに対する批判を受けたり，見下されたりするかもしれず，ストレスや恐怖を感じるかもしれません．そのような心理的な負担に負けて，意見を言えない人もいるでしょう．

解説 2　専門職として責任ある行動を

　いかなる専門職もパーフェクトではなく，一部の分野の高度な知識と技術をもった職種に過ぎません．例えば，医師であっても，失語症の障害分類を適切に行える人は稀だと思います．患者さんに不快な思いをさせずにオムツ交換をすることも得意ではないかもしれません．しかし，疾病の診断・治療については他職種には真似ができないレベルの知識と技術があります．回復期リハビリテーション病棟に関わる各専門職は，それぞれに強みと弱みがあります．その強みを活かし合い，弱みを補い合うことがチームアプローチです．特にリハビリテーション医療は，医学だけでなく生活や社会のことも含めて考えなければならないため，医師のみですべてを完璧に対処するのは難しいでしょう．

　そのため，回復期リハビリテーション病棟には，PT，OT，STなどの専門職が必要とされており，それぞれの専門的な立場から積極的に意見を述べたり，協力し合ったりして，自分たちの役割を責任もって果たさねばなりません．したがって，カンファレンスにおいても，相手が医師だから意見を言いにくいというのは，専門職としての責任を果たせていないことになります．

　しかし，好き勝手に意見を言ってよいわけでもなく，相手への敬意や礼儀は大切です．また，伝えようとする事柄を簡潔明瞭に話したり，その根拠となるデータや現象を具体的に説明したりすることも必要です．相手が明らかに誤っている場合であっても，はじめから決めつけた言い方をせずに，「私は～と思いますが，いかがでしょうか」などと言ってみるのもよいでしょう．

　多くの医師は，患者さんのことを考えての意見や，論理的な説明であれば，しっかりと受け止めてくれますので，相手を信じて勇気をもって患者さんのために行動してみてください．時には指導を受けるかもしれませんが，それを繰り返していくことで，あなたの説明力や対話力にも磨きがかかり，チームとしての協業力も強くなっていくはずです．

Ⅱ　カンファレンス編　会議の運営

Q26 目標が曖昧で，チームでの共有や見直しもできていません…

KeyWord 目標設定，見直し，段階

A
- 目標は，リハビリテーション計画をつくるうえでの基礎となるものです．そして，計画の進み具合に応じて見直されることが大切です．
- チーム共通の目標を掲げることで，メンバーの集中力，継続力，工夫力を高め，チームのパフォーマンスを高めることができます．
- 目標は，実際的で，わかりやすく，達成可能であること，そして日常生活で行われ，その達成度が客観的に測定できることが大切です．

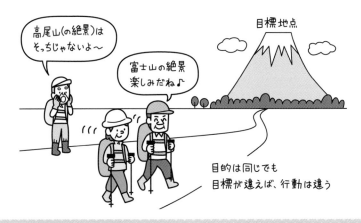

解説 1　目標は，なぜ必要なのか

　リハビリテーションの目的は方向性であり，目標は到達点です．

　例えば，「絶景を友だち3人と楽しむ」という目的があったとしても，どこへ，いつ行くのかという目標がなければ行動計画は立てられません．「富士山へ，この夏に行く」という目標が立てられれば，「御殿場ルートの7合目で1泊し，2日間かけて頂上を目指す」というように実施方法も具体的に立案できます．もし目標が「高尾山に行く」というものであったならば，その方法は全く違ったものになるように，目標は計画の基礎となるものです．そして，計画の進み具合によって，目標も変わり，状況に応じて見直します．

解説 2　目標は，チームのパフォーマンスを向上させる

　目標は，チームの集中力を高めます．全員の意識が同じ方向を向いていれば，お互いに協力し合ったり，連携し合ったりすることが自然にできます．

　次に，継続力です．ゴールが見えないと，人は行動の意欲を失っていきます．目標が明確

Q&A
26

で，その達成にどのくらい近づけたかを確認することで，自己効力感をもつことができ，行動を粘り強く続けていくことができます．

そして，工夫力です．目標なく，単調な業務を日々繰り返しているだけだと，自ら考えることをしなくなってしまいますが，目標が明確であれば，様々なアイデアが出やすくなります．リハビリテーション医療でも，チーム目標が具体的であれば，各職種のアプローチに工夫が凝らされ，より良いものへと進化させられます．

> 解説 **3**　目標設定のポイント

リハビリテーションの目標設定には5つのポイントがあります．

まず，目標は「実際的であること（Real）」です．患者さんに起きている実際の生活上の課題に関するものとして設定します．それが数か月も先のことであったりすると，目標の現実味がなく，それに向けてがんばろうという気持ちにはなりません．次に，「誰にでも理解できること（Understandable）」です．目標は患者さん自身が行うことですので，患者さんが理解・納得しているものであることが必要です．例えば，"経口摂取"よりは"口から食べる"のほうがよいでしょう．「達成度が測定できること（Measurable）」は，目標を客観的に見える化し，リハビリテーションが効果的に行われているかを評価するために必要です．目標が「実行されるものであること（Behavioral）」とは，日常生活で実際に行われる活動であることです．例えば，入院中で「自宅で調理ができる」という目標だけでは，何を達成できればよいのかわかりません．この場合は，調理具の出し入れ，食材を切る，鍋を運ぶなどの課題を細分化し，病院環境でも実行可能な活動項目で目標設定するとよいでしょう．「達成可能であること（Achievable）」とは，大きな目標ではなく，少しがんばれば達成できる小さな目標とすることです．入浴活動の自立が目標であっても，それを大きく括ったままの目標にするのではなく，難易度が低い活動方法から目標に挙げ，それを一つずつ積み重ねていくようにします（例：太ももを洗うことができる→足先を洗うことができる）．

これらは，そのアルファベットの頭文字をとって，"RUMBAの法則"とよばれます（表）．

表　**RUMBAの法則**

・実際的であること	(**R**eal)
・誰にでも理解できること	(**U**nderstandable)
・達成度が測定できること	(**M**easurable)
・実行されるものであること	(**B**ehavioral)
・達成可能であること	(**A**chievable)

Memo　**SMARTの法則**

目標設定のポイントとして，"SMARTの法則"には目標期限に関するものが含まれています．

・具体的であること	(**S**pecific)
・計測可能であること	(**M**easurable)
・達成可能であること	(**A**chievable)
・目的と関連していること	(**R**elevant)
・期限が明確であること	(**T**ime-bound)

Ⅱ　カンファレンス編　会議の運営

Q27 看護師と療法士で目標がずれてしまうことが多く，しばしば意見が対立します…

KeyWord 目標共有，機能回復，疾病管理

A

- 入院中の目標は，療法士は機能・能力の回復に偏りやすく，看護師は疾病管理やリスク対策になりやすい傾向があります．
- 退院後の生活のイメージを共有し，そこに同じ目標をかかげることができると，その目標に向けてそれぞれの役割がみえてきます．

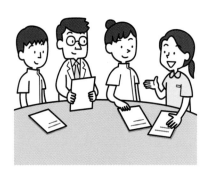

解説 1 看護師と療法士の目標

◆目標のずれ

　異なる専門性をもつことから，看護師と療法士の目標がずれてしまうことがあります．なぜずれてしまうのか，どうすれば協力し合うことができるのか，事例を通じて考えてみます．

事例
- 52 歳の女性．夫（会社勤務），24 歳（社会人）と 19 歳（大学生）の娘の 4 人暮らし．
  パート勤務をしながら主婦として生活．趣味は園芸だった．
- 家族は自宅退院を望んでいるが，それぞれの生活が忙しく，なかなか来院できない．
- 高血圧があり，服薬治療していた．
- 右被殻出血を発症し，救急搬送．保存的加療後 27 病日，回復期リハビリテーション病院へ転院となった．入院時評価：左片麻痺（BRS Ⅱ - Ⅱ - Ⅲ），注意障害，軽度半側空間無視，FIM 60（35，25）点，MMSE 23/30 点．

　多弁で注意が転導しやすく，楽観的な印象があり，入院早々に転倒があるなどの課題もありましたが，非麻痺側の機能が良好で，集中を促せば十分に指示に従うことができ，動作学習が可能であると見込まれました．入院 2 か月時には，移乗，歩行が見守りで可能になり，運動量を増やすことで自立を目指すことができると考え，病棟生活に歩行を取り入れることが望まれました．入院 2 か月時の看護師と療法士のそれぞれの目標を表 1 に示します．

表1 入院2か月時の看護師と療法士のそれぞれの目標

療法士の目標	・病棟での歩行量を増やし，歩行能力を向上させていく．食堂への移動やトイレ利用の際，歩行で行う ・早めに外泊を行い，家屋状況を把握し，退院準備を進めていく
看護師の目標	・問題点：①血圧が十分にコントロールされていない．②歩行機能は改善しているが，注意障害が残存しており，転倒のリスクが高い．③退院先のことなどに不安感が強い．④家族が忙しく，患者さんの理解が不十分である ・まずは血圧管理を徹底する ・安全管理を徹底し，転倒予防を図る ・本人の話を傾聴するとともに，家族に病状説明に来院してもらい，障害理解を深めてもらう ・屋内ADLが自立してから，外泊を行う

表2 目標の共有とアプローチ

目標の共有	・麻痺や注意機能低下はあるが，年齢が若く，能力向上が認められるので，退院後は家の中で少しでもできることを行ってほしい ・家族の留守中を一人で過ごせるように，屋内ADLは自立してほしい ・将来的には家事の一部を担ったり，趣味の園芸にも関わったりすることができるようになってほしい
アプローチ	・退院後の生活に向けて，まずは血圧管理を十分に行う ・そのうえで，病棟歩行の導入を図り，効率的な歩行能力向上に向けてチームで関わる ・注意障害への気づきを高め，安全な行動が行えることを目指す ・屋内の歩行とADLが自立して自宅に戻るイメージを，本人と共有する ・家族の来院を設定し，本人・家族・病院スタッフで，退院後の生活イメージを共有する

◆**目標の修正**

　看護師の目標と療法士の目標が食い違っており，このままでは退院時や退院後の生活のイメージを共有することができません．そこで，退院後の生活のイメージを話し合い，目標の共有を図りました．共有された目標と，その目標に向けたアプローチを表2に示します．

解説2　違いを理解し，共感を高め，尊重し合う

　療法士と看護師は専門性が異なり，意見が対立することはどうしても起こりえます．しかし，その違いを理解し，それぞれが目指していることを正しく理解すれば，より良いパートナーになることができます．患者さんによくなってもらいたいと思う気持ちは同じです．同じ退院後の目標を描くことで，チームアプローチを進めていきたいものです．

Memo　ADL共有

　お互いに忙しい看護師と療法士ですが，患者さんのADLの情報を共有するために両職種が参加できる時間を捻出し，ディスカッションの場をつくる取り組みが行われています．「療法士が看護師に教える」という姿勢ではうまくいかず，「病棟の状況を看護師から教えてもらう」という状況を生み出すことが，うまく進めるポイントになることがあります．患者さんのタイムリーな能力を共有していくことはとても大切ですが，勘のいい看護師が病棟で感じている患者さんの特徴や上手な関わり方を聞き出すことが，患者さんの良い変化を生むきっかけになることもあります．まずは，何とか共有できる時間を生み出したいものですね．

Ⅱ　カンファレンス編　会議の運営

Q28 カンファレンスで決めた目標内容が家族にうまく伝わりません…

KeyWord　自宅退院，家族形態，家族カンファレンス

- 突然の発症で家族も戸惑いと不安を感じています．障害を生じた本人との生活を理解し，新しい生活の開始を受け入れられるよう支援する必要があります．
- 家族は多様です．症状説明や介助指導の場，本人・家族が参加できるカンファレンスなどを利用して，関わっていきましょう．

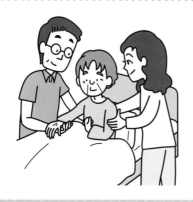
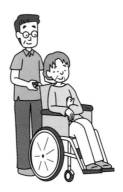

解説1　家族が障害を理解し，受け入れる

　通常，家族は病気や障害について素人であり，知識やイメージをもっていないことがほとんどです．直前まで元気に暮らしていた人が突然の発症で，障害を生じても，はじめはリハビリテーションによって少しでも回復することを期待しています．何らかの障害が残り，今後は今までとは異なる生活を送らなければならないということを理解し，受け入れることは，人によってはとても困難です．これからの状況を理解できなかったり，理解できたとしても，気持ちが受け入れられなかったりすることは少なくありません．

　家族は，本人がリハビリテーションに取り組んでいる様子，関係者が少しでも回復を促進するために働きかけている様子を見ながら，少しずつ現実を理解し，受け入れていきます．障害が残っても新たな動作を学習することで，できることが増えることを実感し，新しい生活をスタートさせる決意を固めることができます．療法士はこうした家族の気持ちを支援し，促進していく役割を果たす必要があります．

解説2　家族の多様性

　社会の多様化に伴い，家族形態も多様化しています．単独世帯の増加，核家族世帯の増加，三世代家族の減少などがみられ，世帯数が増加する傾向を示しています．介護保険ができたことで，どんな人でも自宅生活の可能性が広がりましたが，それでも障害者の自宅

退院には，障害の程度と介護力が関係します．同居家族が仕事を辞めることができないため，自宅退院できない場合もあります．家族形態による差を理解しておくことが必要です．

　また，障害を生じた本人の個別性が高いことと同様に，家族もそれぞれ多様な生活スタイルや価値観をもっています．さらに，もともとの家族関係の個別性が高く，重い障害が残っても何としても自宅に引き取りを希望する家族，自立度が高くても自宅退院に消極的な家族もいます．それらの違いも理解しながら，家族に合わせた働きかけが求められます．

解説 3　本人・家族を含めた話し合い

◆話し合いの場

　頻回に病院に訪れる家族には，患者さんの状態を理解してもらう機会を多くもちやすいのですが，なかなか病院に来ることができない家族には，効率よく患者さんの状態を見てもらったり，こちらから説明する機会を設けたりしていくことが必要です．症状説明や介助指導などを家族に合わせて実施していきます．

　家族との連絡や関わりは，多くの病院でソーシャルワーカーが中心に行います．療法士はソーシャルワーカーと綿密に連絡をとり，協力し合って家族に関わっていきます．家族によっては，療法士のほうが密接に関わる必要性がある例も少なくなく，療法士は家族対応をソーシャルワーカー任せにせず，積極的に行っていくことが必要です．

◆家族カンファレンス

　カンファレンスに，本人・家族の参加を促進していく動きが始まっています．退院後の生活を予想し対策を考えるカンファレンスを，本人・家族を含めて実施できることは，情報共有には効率よく，本人・家族の理解促進のためにも有効です．すべてに適応することは難しいと考えられますが，様々な考え方をもつ本人・家族を巻き込んだカンファレンスを運営できる力をつけていくことも望まれます．

解説 4　家族も変化していく

　リハビリテーションを通じて家族が変化していくことは，リハビリテーションの大きな役割であり，療法士にとって醍醐味でもあります．本人・家族・スタッフの三人四脚によってリハビリテーションが進んでいくことを理解し，家族に関わるスキルを高めていきましょう．

∞ Memo　医療ソーシャルワーカーと療法士

　若い療法士は，医療ソーシャルワーカー（MSW）との連携の仕方に悩むことが多いようです．病棟にいる時間の多い MSW も増えてきましたが，まだまだ療法士とは別のところにいることが多い MSW もおり，いつも忙しそうでどう話しかけたらいいかわからない，と感じることもあると聞きます．そういうときは，ぜひ「話しかけてもいい時間帯」を確認してみてください．MSW から家族の状況や気持ち，利用できる制度などの情報を教えてもらい，また，療法士から患者さんの ADL の状況や見通しを伝えることで，課題だと思っていたことに大きな手がかりをみつけられることは少なくありません．MSWと療法士の情報共有の場をつくることが重要になるでしょう．

Ⅱ　カンファレンス編　会議の運営

Q29

患者さんから「少しでも長く入院していたい」と言われます．その希望に沿うべきでしょうか．

KeyWord　入院生活，環境因子，真の希望

A
- どうしてそう思うのか，確認が必要です．今はそう感じていても，真の希望は別のところにあるかもしれません．
- 退院後の生活にイメージがつき，自信を取り戻すことで本当の希望が明確になることもあります．

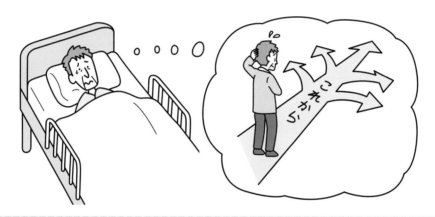

解説 1　「少しでも長く入院していたい」は本当の希望か

　　回復期リハビリテーション病棟に入院してくる患者さんのなかには，「できるだけ早く退院したい」と言う人と，「少しでも長く入院していたい」と言う人がいます．

　　「できるだけ早く退院したい」と言う人には，「○○ができないと退院してから困るので，早く○○ができるようになって退院しましょう」などのように説得し，一緒に早期退院を目指す，という対応がよいでしょう．

　　同じように，「少しでも長く入院していたい」と言う人の希望もそのとおりに目指すことがいいかといえば，そうではありません．その人がなぜ「長く入院していたい」と考えるのかを確認することが重要で，本当はどうしたいと思っているのかを探っていく必要があります．

解説 2　なぜ入院していたいのか

　　長く入院していたい人の気持ちを確認していくと，1つには「完全に治りたい」という思いが背景にある場合があります．治らないまま帰っても，「前と同じ生活ができない」「ちゃんと治してほしい」と考えている人（Aさん）です．あるいは，「病院にいれば何でもやってもらって楽だから，長く入院していたい」と思っている人（Bさん）もいますし，家族関係が良好でなく，「家に帰りたくない」と思っている人（Cさん）もいます．

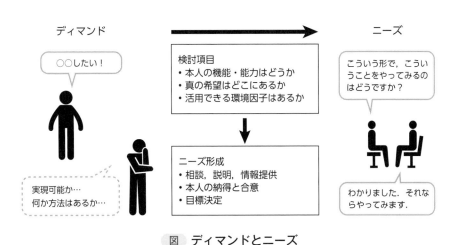

ディマンド   ニーズ

検討項目
・本人の機能・能力はどうか
・真の希望はどこにあるか
・活用できる環境因子はあるか

ニーズ形成
・相談，説明，情報提供
・本人の納得と合意
・目標決定

○○したい！

実現可能か…
何か方法はあるか…

こういう形で，こういうことをやってみるのはどうですか？

わかりました．それならやってみます．

図　ディマンドとニーズ

上記の理由に加えて，認知能力に低下があると，総合的に客観的な判断ができず，病院にいることに固執してしまう場合もあります．

解説 3　ディマンドとニーズ

ディマンド（ホープ）とは，「ありのままの，やりたいこと，望むこと（実際にできるかどうかの判断を加えない）」です．そして，ニーズとは，「ディマンドを軸に，できるかどうかを判断し，環境因子を加えて総合的に実現可能であると考えられ，かつ本人にとって適切であると判断された目標をもとに，本人と合意形成したもの」です（図）．

Aさんは，本当は長く入院していたいのではなく，「治りたい」のです．ただ，麻痺が完全に治ることは難しく，その現実についての理解や受け入れは，現状では難しいようです．Aさんの望む「治りたい」気持ちは尊重し，麻痺はあっても，入院を長くするのではなく，自立や復職に向けた取り組みに切り替えていくことで真のニーズに近づくことができます．

Bさんは，何でもやってもらえるのがいいと感じていますが，だからといってこのままずっと入院生活を続けることがいいと思っているかどうかは確かではありません．整った環境で安心安全に暮らすことが真のニーズかもしれません．そうであるならば，受け入れられる未来像を共有していくことが望まれます．

Cさんは，関係がよくない家族の問題から目を背けたいと思っていますが，入院を続けることが本当の望みなのかどうかはわかりません．退院後の生活が少しでも自分の望んだものになることで，入院以外の道もみえてくる可能性があります．

解説 4　認知能力に低下がある場合

十分に説明し，情報を提供しても，患者さん自身が十分な状況理解ができず，客観的に妥当なニーズに自力でたどりつけないこともあります．その場合は，より明確にメリット・デメリットを伝え，選択肢を提示したり，より妥当な目標を本人が同意して決定できるように誘導していくことも必要になります．

Ⅱ　カンファレンス編　ICFの活用

Q30　回復期ではICIDHのほうがわかりやすいのですが，なぜICFなのでしょうか.

KeyWord　　ICIDH，機能回復，社会リハビリテーション

- ICIDHは機能障害が生活や参加に与える影響を理解しやすく，機能回復へのリハビリテーションを組み立てていくうえで利点がありますが，全体像を捉えることに適していません.
- 参加を見据えた退院後の生活を支援していくことが求められる回復期リハビリテーション病棟では，ICFを用いて患者さんの全体像を理解することが有効です.

解説 1　ICIDHの利点と限界

　　医学リハビリテーションのモデルといわれるICIDHは，急性期から回復期前期にかかる機能回復がみられる時期に，リハビリテーションを組み立てるうえでとても有用な考え方を示しています. 何が原因でできないのかを明らかにし，機能が改善することで能力が向上でき，社会的不利が解決できる仕組みを明確に説明することができます. しかし，障害はすべて治るわけではなく，障害を残した状態でそれ以降の人生を送っていく人たちの課題に向き合い，それぞれの人生を取り戻す支援をしていくためには，ICIDHの考え方だけでは十分に対応していくことができません（図1）.

解説 2　ICFが果たす役割

　　ICFは，医学リハビリテーションと社会リハビリテーションの複合モデルといわれます. 背景因子といわれる環境因子や個人因子を活用していくことで，障害とともにその人らしい人生を送ることの支援を目指します（図2）. 療法士は医学的価値観の影響を受けやすい職種ですが，リハビリテーション支援のためには，医学リハビリテーションと社会リハビリテーションの双方の視点や手法をもっていることが求められます.

解説 3　医学リハビリテーションと社会リハビリテーション

　　急性期・回復期は，機能回復がみられる時期であり，この時期に専門的な知識・技術を用いて最大の回復をはかることは，療法士の大きな役割です. この時期には，患者さんはまだ自分の状況への理解や受け入れが不十分で，リハビリテーションに対しても受動的なことが多いです.

　　回復期後半は，退院を見据え，退院後の生活に目を向けていくことが必要になります. 患者さんによっては大幅な回復は見込めなくなり，障害に対する理解や受容が徐々に進んでい

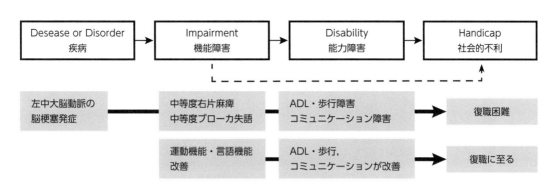

図1 ICIDHによる障害の捉え方
機能障害・能力障害が参加を制限していると捉える.

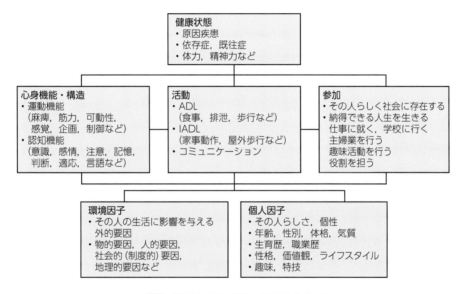

図2 ICFとそれぞれの因子の内容
6つの因子は互いに影響し合っている.

表　**医学リハビリテーションと社会リハビリテーション**

医学リハビリテーション	・機能障害を科学的に捉え,障害構造を明確に評価し,適切なアプローチを行い,可能な限り回復を促す(機能へのアプローチ) ・持てる力を発揮させ,効率的で効果的な活動を引き出す(活動へのアプローチ)
社会リハビリテーション	・障害のある状態で,その人らしく生き生きとした人生を主体的に送っていくために,環境因子や個人因子を活用しながら支援していく(参加へのアプローチ)

きます.障害があっても暮らしていけるように生活環境を整え,主体性を取り戻して,新しい人生に向き合っていくことが必要となります.

　療法士は患者さんの発症からの経過の特徴を捉え,医学リハビリテーションと社会リハビリテーションを適切に使い分けていくことが求められます(表).養成校では医学リハビリテーションを学ぶ機会が多く,経験が浅いうちはリハビリテーションの目標が機能回復・能力回復の追及に偏ってしまうこともあるかもしれません.社会リハビリテーションへの理解を深め,新たな発想を展開する勇気をもちたいものです.

Ⅱ　カンファレンス編　ICFの活用

Q31　「活動」と「参加」は何が違うのでしょうか.

　活動，参加，実行状況

- ●「活動」とは，課題や行為の遂行であり，「参加」とは，生活・人生場面への関わりですが，いずれも活動の実行状況という側面をもっていることが共通点です.
- ●しかし，「活動」には生体としての「能力」の部分があり，「参加」には「生活・人生の在り方」という人の内的側面が含まれています.

解説 1　**活動と参加の定義と関係性**

　　世界保健機関（WHO）の定義によれば，活動（activity）とは，個人による課題や行為の遂行のことです. そして，参加（participation）とは，生活・人生場面（life situation）への関わりのことです. そして，これらは標準的環境での課題や行為の遂行である「能力（capacity）」と，現在の環境での遂行である「実行状況（performance）」に分けられますが，臨床現場では，この保有している能力が十分に発揮されず，実行状況と差が生まれてしまっていることがしばしば問題となっています.

　　ICF[1]における活動と参加には様々な分類項目がありますが，両者の分類項目は全く同じものが用いられています（表）. これは，活動と参加には国際的に多様な捉え方が存在していることから，共通した分類項目を設定しにくいことが理由のようです. そのため，活動と参加の区分の仕方には，様々な形が想定されています（図1）.

表　**活動と参加の分類項目**

1	学習と知識の応用
2	一般的な課題と要求
3	コミュニケーション
4	運動・移動
5	セルフケア
6	家庭生活
7	対人関係
8	主要な生活領域
9	コミュニティライフ ・社会生活 ・市民生活

a：全く重複はない

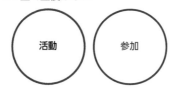

b：部分的に重複あり

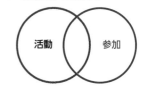

c：「参加」を大分類に，
　「活動」を小分類とする

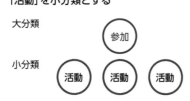

d：すべてを共通とする

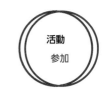

図 1　**活動と参加の区分方法（例）**

解説 2 **活動と参加の共通点**

　　活動の実行状況は「生活・人生場面への関わり（参加）」でもあり，活動と参加は，その一部が重複し共通しています．しかし，「活動」には生体機能としての能力の要素があり，「参加」にも独自の要素があります（図2）．

　　一般的に「参加」は，家庭や社会での活動や役割遂行と考えられていますので，その多くは「社会との関わり」です．したがって，私たちは患者さんが「社会との関わり」を自立して行えるよう支援していきます．しかし，公民館へ行って知人と会うことが生きがいになる人もいれば，そうでない人もいるように，参加状況という外的側面からは，その人にとっての関わりの意味や価値はわかりません．「参加」の内的側面として，その関わりに対する思いや認識を聞き，外的にも内的にも，その人にとって望ましい生活・人生になっているかを考えることが大切です．

　　また，リハビリテーションは，外出や就労などの社会参加だけを目標としているものではありません．自分らしい暮らし方や好きな趣味活動など，個人の活動を目標とする場合があり，それぞれの人生観や価値観に沿って個性を大切にした生活を支援することもあります．これは，「生活・人生の在り方」であり，自己との関わり方であるとも考えることができるでしょう．この「参加」の内的な独自要素は，「活動」とは区別して理解しておくと，その人の個性を理解しやすくなると思います．

　　ほとんどの「活動」は可視化でき他覚的に分類していくことができますが，それぞれの人の個性に影響される「参加」には主観的で不合理な部分が多く，抽象的になることもあります．しかし，その部分にこそ，リハビリテーションの核心があるといえます．

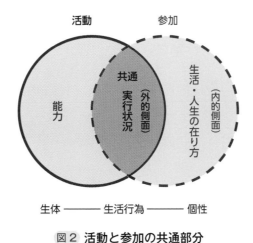

図2 活動と参加の共通部分

文献
1）障害者福祉研究会（編）：国際生活機能分類（ICF）―国際障害分類改定版―．中央法規出版，2002.

Ⅱ　カンファレンス編　ICFの活用

Q32 「環境因子」の捉え方を教えてください.

KeyWord 環境因子，外的な影響，活動・参加

A
- ICFの背景因子である環境因子は，生活機能の3つのレベルに対して外的な影響を与えるものであり，「物的な環境」「人的な環境」「社会的な環境」があります.
- 環境因子が患者さんの生活機能に対して促進的な影響を与えているのか，阻害的な影響を与えているのかを分析し，阻害因子への対応を検討するとよいでしょう.
- 環境因子を用いたアプローチは，患者さんの「活動」や「参加」を大きく変化させる可能性を秘めたリハビリテーションアプローチです.

解説 1　ICFにおける環境因子

　ICF（国際生活機能分類）の「心身機能・構造」「活動」「参加」の3つの生活機能に影響する因子には，「健康状態」だけでなく，背景因子として図の下部に位置する「環境因子」「個人因子」の2つがあります.「環境因子」は生活機能に対して外的な影響を与えるもの，「個人因子」は内的な影響を与えるものです.

　「環境」というと，自然環境や建物のような物的なものを考えがちですが，ICFでいう「環境因子」は非常に広く捉えており，「物的な環境」「人的な環境」「社会的な環境」の3種類があります（図）. 環境因子の特徴が，人の能力を発揮しやすくして活動や参加を促すような，生活機能に対してプラスの（向上させる）影響力をもつ場合や，反対に，活動や参加を阻むような，阻害的でマイナスの（低下させる）影響力をもつ場合もあります. 例えば，道路の縁石は，視覚障害者にとっては進路を示すガイドとなりプラスの影響を与えますが，車椅子使用者にとっては通行の妨げになりマイナスの影響を与えます. つまり，人をとりまく環境が生活そのものにどのような影響を与えているのかを本人の視点から読み解いていくことが重要です.

解説 2　環境因子の捉え方

　人は常に環境と関わりながら生活しています. 環境因子を捉えるには，一つひとつの生活場面ごとに，生活機能と環境との相互作用のなかで考えていく必要があります.

　例えば，脳卒中のため摂食嚥下機能が低下した患者さんの「食事をする」ことを考えると，食事に適した姿勢を保持するための椅子や机，摂食嚥下機能に適した食形態，食具，介助者の声かけの仕方，誰と一緒に食事をするのか，いつどこで食事をするのかなど，これらすべてが食事に関わる環境です. 患者さんの一連の「食事をする」ことに関わる物的な環境・人的な環境・社会的な環境として捉え，それら環境因子の特徴が，患者さんの能力を引き出し，

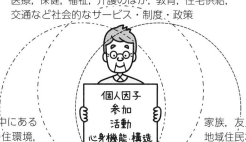

社会的な環境
医療，保健，福祉，介護のほか，教育，住宅供給，
交通など社会的なサービス・制度・政策

物的な環境
建物・道路・交通機関，住宅の中にある
家具や設備・段差や広さなどの住環境，
日常的に使用する物品・器具（食品，薬，
衣服等），福祉用具（杖などの歩行補助具，
義肢装具，車椅子等），自然環境（地形，
植物，動物，災害等）など

人的な環境
家族，友人，仕事上の仲間などのほか，
地域住民など．また，それらの人の態度
や社会意識としての環境（会社や同僚が
障害者や高齢者をどうみるかどう扱う
か，慣行，価値観等）など

図　環境因子

「食事をする」活動や「家族と一緒に食事を楽しむ」参加を促す方向に影響を与えているのか，反対に，活動や参加を阻む方向に影響を与えているのかを分析していくとよいでしょう．

例えば，食事において，座位姿勢に対して高すぎる机は，食器の中がよく見えず，上肢の疲労が早まり，その結果，食べこぼしが増え，摂取量が増えない原因となることがあります．さらに，患者さんの食事に対する楽しみが低減してしまう可能性さえあります．この場合，マイナスの影響を与えている机の高さを調整し，患者さんの心身機能・構造の状態に適した環境にすれば，「食事をする」という活動や参加の状況を改善させることができます．

このように，整容，更衣，排泄などにおいても，環境因子がどのような影響を与えているかをみていくとよいでしょう．また，1週間ではどうか，1か月ではどうかといった時間的な広がりと，自宅や暮らす地域，外出先などの空間的な広がりのなかで，患者さんが「何をしたいのか」「何をするのか」を中心に，生活上の様々な場面で，環境因子が及ぼす影響を患者さんの視点から評価していくことが重要です．環境を整えて患者さんの「したいこと」を実現することは，一つのリハビリテーションアプローチです．活動や参加が習慣化されることで，心身機能の維持向上が図られ，健康増進につながる可能性が高まります．患者さんの3つの生活機能の状態と，環境因子，そして個人因子との相互作用を分析できるリハビリテーション専門職だからこそ可能な介入であるでしょう．

解説3　環境因子とチーム

人は常に環境と関わり，その影響を受けています．生活のなかで関わる環境因子は多様です．患者さんの生活機能と環境因子との相互作用を分析し，より望ましい状態に変化させるために環境をどのように整えればよいのか，チームで，各人の専門性を活かして情報交換と提案をしていくことが重要です．一歩引いて眺めると，チームそのものも患者さんにとっては環境因子の一つです．患者さんの活動に活かせる動作学習を促すことができているのか，安心や意欲を引き出すケアができているのかなど，私たち自身の関わりが患者さんの生活機能にプラスの影響を与えられるよう心がけましょう．

Ⅱ　カンファレンス編　ICFの活用

Q33 家屋調査は，訪問しなくても写真と図面で十分ではないでしょうか．

KeyWord　家屋調査，環境調整，暮らしぶり

- 家屋や地域環境の情報は，リハビリテーション目標やプログラムを具体的に立案するためには欠かせません．
- 家屋調査は，退院前だけでなく入院早期にも行い，家屋構造や設備などの物理的情報だけでなく，その暮らしぶりから「その人らしさ」を感じとることが大切です．
- これらの情報は，療法士が自宅を訪問しなければ得られるものではありません．

解説 1 家屋を訪問することの意味や価値

　　家屋調査というと，家屋の構造的な面を確認することと考えがちですが，そればかりではありません．家屋とは，人の暮らす「住まい」「家」です．そこには，患者さんと家族の暮らしがあり，人生があります．回復期リハビリテーション病棟に入院している患者さんは，退院後これまでと違った生活となることが多いと思われますが，「家」は患者さんや家族にとって，暮らしや人生の連続の場です．リハビリテーションの目標には，その人らしい生活を具体的にイメージできるものにする，ということがありますが，その雰囲気や空気感は，実際の家屋に患者さんや家族と一緒に入ったときにしか感じられない，「その人らしさ」があるはずです．それは，写真や図面からは伝わってこないものでしょう．

解説 2 訪問調査

◆家屋構造や設備など

　　家屋調査は，「入院時に行うもの」と「退院の目処がついた頃に行うもの」とがあります．入院早期に訪問して家屋調査を行うことは，診療報酬制度でも加算対象とされており（2022年度現在），これは，リハビリテーションの目標やプログラムを検討する際に訪問調査による家屋や生活の情報が重要であることを示しています．ここでは，入院時に行う家屋調査について考えてみます．

　　訪問調査は，患者さんの生活の様子を知る，貴重な情報を得る機会ですので，可能な範囲で記録に残す必要があります．画像に撮っておく場合が多いと思われますが，この際，忘れてはいけないことはプライバシーと個人情報への配慮です．撮影を始める前に，患者さんや家族に撮影の目的と今後どのように取り扱うのかを説明し，理解と承諾を得ましょう．

　　訪問調査の目的は，患者さんのリハビリテーションに必要な生活空間のポイントとなる情報を得ることです．患者さんの住宅や家屋内の様子は，生活空間の全体像がわかるように把握

しますが，詳細に状況を確認すべき箇所は患者さんの障害の状態によって異なります．

　移動能力が低下している患者さんは，屋外から屋内へのアクセス，屋内での動線上の段差や空間の広さ（狭さ），通行路の床材，間取りなどがポイントとなりますので，具体的に寸法を計測し，記録しておきます．高次脳機能障害や認知能力の低下が問題となる患者さんは，退院後に使用する電子レンジ・洗濯機などの家電製品や家具・道具の操作能力を練習する際に参考となる情報がポイントとなりますので，製品の仕様や配置を確認しておきます．また，自宅周辺の地域環境も確認しておきましょう．例えば，自宅周辺の地域の様子は，ビデオに録画しておくと，動きを伴って多くの情報を記録できます．

　こういった情報は，家族に写真を撮ってもらうよりも，療法士のほうがポイントを押さえて情報を得られるでしょう．また，百聞は一見に如かずで，療法士自身が直接見て触れて確認しておくことは，写真や見取り図からの情報よりも，質量ともにはるかに豊富となるでしょう．

◆その人らしさの理解

　家屋構造を確認することも重要ですが，患者さんの暮らしぶりから「その人らしさ」を感じとることも重要です．思い入れのある間取りや，飾ってある写真や本，趣味の道具に囲まれて，お気に入りの椅子で過ごす患者さんの姿が浮かび上がってくるかもしれません．賞状やトロフィーなどが飾られていたら，患者さんの特技や秀でた能力を窺い知ることができるでしょう．季節の花で埋め尽くされた庭，手入れされた植木，庭先の畑には野菜が栽培されているかもしれません．

　こういった様々な情報からその人らしさを知り，また，患者さんと家族の暮らしを垣間見て患者さんに対応していくことは，その後のリハビリテーションに大きな違いを生み出します．患者さんや家族と写真やビデオを一緒に確認することで，退院後の生活のイメージを共有しやすくなり，具体的なリハビリテーションの目標やプログラムの立案につながります．また，患者さんから「また○○がしたい」という意欲がわいてきたり，「もう少し○○ができないとだめだな」と自らの課題を見出したりすることにつながるかもしれません．長く暮らした住まいや地域の風景は，患者さんのその人らしさや意欲を引き出すきっかけになるはずです．

　このように，訪問調査で得た情報は，患者さんと目標を共有し，リハビリテーションを促進させる材料です．

Ⅱ　カンファレンス編

ICFの活用

⌗ Memo　写真撮影における注意事項

　患者さんの家屋内の様子を写真撮影する場合，プライバシーに十分に配慮することと，写真は個人情報であることを認識し，取り扱いにも十分に注意する必要があります．最近はデジタルカメラを使用すると思いますが，個人のものではなく，職場のものを使用しましょう．撮影した写真は家屋調査終了時に家族に確認してもらうことが望ましいです．そして，もしも家族が削除を希望する写真があれば削除します．画像データは，病院施設内のサーバーなど，外部に流出のおそれのない場所に保管します．また，患者さんの退院後はデータを消去するなど，所属施設の管理方法に従って取り扱うようにしましょう．

Ⅱ　カンファレンス編　ICFの活用

Q34 年齢・性別・生活歴などの「個人因子」は，「活動・参加」にどのように影響するのでしょうか．

KeyWord　個人因子，活動・参加，特性

- 個人因子とは，年齢，性別，民族，生活歴，価値観，ライフスタイル等，その人固有の特徴を指すと考えられています．
- 個人因子を理解しておくことは，リハビリテーションを進めてくうえで必須であり，特に退院後の生活における参加を支援していくために必ず必要です．

解説1　個人因子とは

　個人因子は，その人固有の特徴のことであり，代表的なものとして，年齢，性別，民族，生活歴，価値観，ライフスタイル等があげられます．これらは，①持って生まれた特性，②生まれ育った環境と経歴，③これまでの人生で培われた特性，の3つに分類できます（表）．

　個人因子とは「その人らしさ」のことであり，その人そのものです．人は自分がどう生きていきたいのかを自分で選ぶことで，生きたいと思う意欲，楽しさを感じることができます．また，その人が行ってきた暮らし方，生活リズムに配慮し，馴染みのあるものを用いることで，安心感や能力が引き出されることもあります．個人因子を理解しておくことは，リハビリテーション・ケアを進めるうえで，とても重要です．個人因子に関わる情報は多岐にわたるため，すべてを集めることは不可能ですが，大まかな特徴を理解しておくことで，大切な情報が抜け落ちてしまうことなく，効率よく情報を収集することができます．

解説2　個人因子の活用

◆人間関係の構築につなげる

　ちょっとした会話の際に，その人の出身地や職業を知っていると，話題が広がったり対応を配慮したりすることができます．話しかけられた患者さんは，「自分に興味をもってくれているんだな」「自分を理解しようとしてくれているんだな」と感じることにつながり，信頼関係の構築にもつながるでしょう．

◆目標に活かしていく

　リハビリテーション目標を立てる際に，個人因子を活用することは極めて大切です．趣味や特技などの情報を得ておくと，一緒に目標を考える手がかりになります．例えば，編み物やゴルフが好きだった人の場合，全く病前と同じレベルにはできなかったとしても，楽しさを感じたり，もう一度やってみようと意欲を取り戻せたりすることもあります．自分の好きなこと，得意なことを取り入れることは，慣れ親しんだ行為である，というだけでなく，楽

しさやモチベーションの向上につながり，こちらが思う以上の効果があります．

◆**対応上の注意を払う**

リハビリテーションを進めるうえでは，その人の性格や特徴に合わせた対応をしていくことが重要です．性別，職業などを考慮することはもちろんですが，性格や価値観にも配慮しましょう．どんどんやれることをやりたくて失敗してもあまり気にならない人と，心配性で失敗すると落ち込みやすい人では，関わり方を変えることが必要になります．一人ひとりの気持ちや状態をよく知ることが，それを大切にした関わりにつながります．

解説 **3** 　**個人因子の理解がやる気を引き出す**

参加の目標を考えるとき，個人情報は大きな手がかりになります．同じような障害を抱えている患者さんでも，それぞれでやりたいと思うことは異なっています．

研究者だったAさんは，脳梗塞によって右片麻痺と重度失語症になり，抑うつ状態を呈し引きこもる傾向もありました．PT，STによる通所リハビリテーションを継続していましたが，思うように気持ちが伝わらないと声を荒らげる場面がしばしばみられました．発症2年後，地元サッカーチームの熱狂的なファンだったことを知ったスタッフが試合に誘ったところ，妻の付き添いなく出かけることができ，これをきっかけに行動に変化が現れました．好きなことをする楽しさと自信を感じ，近所への外出，通信販売を利用したサッカーチームのグッズの買い物など，自発的な行動が広がっていきました．

もともと中学校の校長先生だったBさんは，認知症が進んだことで人の顔を見分けられなくなり，発動性の低下も進行してきました．通所リハビリテーションで昼食の際に席の移動を促すとき，介護福祉士が「B先生，生徒が待っていますよ」と声をかけると，「そうか，ではそろそろ行かないとな」と答え，自ら立ち上がろうとする様子がみられました．別の場面で，「生徒の様子はどうですか」と尋ねると，「どんな子どもにも，良いところがあるんだよ」と穏やかに答える様子がみられました．普段は記憶が低下し，ここがどこかもわからない様子ですが，ふとした瞬間に昔を思い出し，機嫌がよくなったり，元気が出たり，良い反応がみられました．

表　**個人因子**

1.　持って生まれた特性
生年（年齢），性別，国，民族，体格，気質
2.　生まれ育った環境と経歴
両親，家族，国，地域，学校，職業などの状況
家庭・学校・地域環境，果たした役割，経験
3.　これまでの人生で培われた特性
性格，習慣，興味，趣味，ライフスタイル，態度，行動様式
価値観，信条，困難への対処方法

※好きなもの，得意なものこそリハビリテーションに手がかりを与えてくれる．

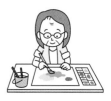
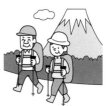

Ⅱ　カンファレンス編　ICFの活用

Q35 入院中は患者さんの「役割」について どのように考えたらよいのでしょうか.

KeyWord 　活動・参加，役割，主体性

- ●「役割」とは，ICFの「参加」のひとつのかたちであり，人が所属する社会との関係性をつくり，その人の居場所となります.
- ●「参加」や「役割」と考えられる行為において，その行為の実行状況は外的側面として，その行為に対する主体性や認識は内的側面として捉えることができます.
- ●入院生活は退院後の生活の助走期間です. その人に合った「役割」の実現に向けて，患者さんの主体性（自立）を引き出す関わりを意識し対応していきます.

解説 1 「参加」の内的側面と外的側面

　「活動」と「参加」は共に，人が生活のなかで遂行する行為ではありますが，ICF（国際生活機能分類）では，「活動」は課題や行為の個人による遂行のことで，「参加」は生活・人生場面への関わりのこととされています.

　生活・人生場面への関わりである「参加」は，人の家庭や社会での活動や役割遂行として捉えることもでき，人の社会との関わりのありようです. 療法士が患者さんの「参加」の実現に向けて支援するうえで，患者さんの社会との関わりの外的側面と内的側面とに注目することが重要です. 外的側面とは，その行為の実行状況として捉えられるものです. 内的側面とは，その行為に対する主体性や認識で，患者さんがその行為の目的や意味，動機づけなどをどのように感じているかです. 患者さんの社会との関わりの外的側面と内的側面の両者に注目して支援していくと，よりその人らしい暮らしの実現につなげることができるでしょう.

　例えば，病棟レクリエーションに参加している患者さんは，外的側面としてはその場にいてゲームに参加したり歌を歌っていたりしても，内的側面としては他の患者さんと一緒に参加するのが好きで楽しみにしている患者さんもいれば，スタッフに促されるままに嫌々ながら参加している患者さんもいるかもしれません. このように，楽しみや好きなことであれば，プラスに感じることができ，意欲的な参加や継続につながります. 興味・関心や自己効力感など，どのような動機づけで参加しているのかを知り，患者さんが主体的に参加できるように促していけるとよいでしょう.

解説 2 「参加」としての「役割」の意義

　「参加」において，「役割」の遂行は極めて重要です.

　例えば，職場での役割，主婦としての役割，家族の一員としての役割，町内会や交友関係

などの地域社会のなかでの役割など，様々な社会のなかでの役割を果たすことがあり，通常いくつもの役割をもちます．「何らかの役割を担える」「役割を担うことを周りから期待されている」という関係性をもつことは，その人の居場所をつくり，尊厳と自己実現の点からも，とても重要です．「与えられた役割」「期待されている役割」をその人が所属する場で遂行することで，自己肯定感が高まり，生きる意欲や喜びがわき出てきます．「参加」をその人のリハビリテーションの目標に掲げる必然性はここにあるといえます．そして，役割を遂行するのは外的側面であり，自己肯定感の高まりや生きる意欲や喜びを感じるのは内的側面です．例えば，病気で入院していてもその人のなかでは役割は継続されていて役割を果たしたいと思っていることもあるでしょう．療法士はその人の役割の継続を意識して接することが重要です．

解説 3　「役割」の実現に向けた取り組み

　「参加」と「活動」は目的と手段の関係であることが多く，目的である参加を達成するための手段である活動の一つひとつに注目して支援することが必要となります．

　その人に期待された，または，その人が自ら期待する役割を明らかにし，役割を遂行するためにどのような活動が必要となるのかを洗い出していくことから始めましょう．入院中では，物的環境・人的環境を実際と同じようにすることは難しいかもしれませんが，どのような環境でどんな活動をするのか，患者さんと一緒に確認します．そして，リストアップした活動を可能とするためにどのように取り組んでいくのか，患者さんと共に計画を立てていきます．

　例えば，「子どもの弁当を作る」ことがしたいと希望した患者さんが，認知機能や身体機能の低下によって困難であった場合，患者さんに可能な「メニューを考える」ことを担ってもらい，患者さんが子どもや他の家族に調理方法を教えて調理してもらう等，手伝ってもらいながら患者さんも調理の一部を行うなどが考えられます．このように，「子どもの弁当を作る」ことをどのように実現していくかを検討し，それが実行できるように動作練習をしたり，家族と協議し調整したりすることも，患者さんの役割の再獲得や参加につながる取り組みです．

　入院生活は退院後の生活の助走期間です．その人に合った役割の再獲得に向けた一連の取り組みを通して，患者さんや家族が退院後の生活をより具体的にイメージできるようになるはずです．そして，こういった取り組みを通して，患者さんの主体性を引き出すことにつながると期待します（図）．

図　生活機能の3つのレベル（階層）

Ⅱ　カンファレンス編　ICFの活用

Q36 「参加」の評価が難しく，人によって捉え方が様々です．

KeyWord　参加，評価，外的側面，内的側面

A
- 「参加」は，その人の個性や生活環境からも影響を受け，ひと括りに評価することは極めて難しいことです．
- 「参加」の外的側面は，社会的な行動の実行状況として評価し，内的側面は，その自覚的な遂行度と満足度から推定します．
- 言葉で表出された内容だけでなく，そのニュアンスや表情の変化などから気持ちや感情を評価し，患者さんにとっての「参加」の意味や価値を総合的に考えましょう．

解説 1 「参加」の評価で気をつけること

　「参加」は，様々な活動が複雑に作用し合った集合体であり，人の個性や生活環境などの影響も受けています（図）．そのため，「参加」の評価はとても難しいことです．

　「参加」には，活動の実行状況としての外的側面と，個人にとっての意味や価値という内的側面がありますが（Q35参照），この内的側面については，その「参加」が良い状態なのか，改善を要する状態なのかを判別することが難しく，人の考え方や価値観によっても変わります．

解説 2 「参加」関連の代表的な評価法

　「参加」の外的側面は，その実行状況を評価します．家庭（買い物，家事など），社会（家計管理，対人交流，レジャーなど），生産（仕事，ボランティアなど）の3つの領域における活動の実行状況を評価しますが，FAI（Frenchay Activities Index）やLSA（Life-Space Assess-

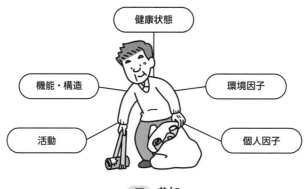

図　参加

ment)などの標準化された評価法もあります．それぞれの評価法の特徴を理解し，目的に合ったものを使いましょう．

解説 3　自覚的評価による「参加」の理解

　活動の実行状況としてみることができる「参加」の外的側面は，前述の方法で評価することができますが，その内的側面は，主に面接によって評価します．患者さんにとって重要な活動をいくつか抽出してもらい，それらについて活動の遂行度と満足度などを自覚的に評価してもらいます（表）．様々な活動の一覧表を患者さんに提示して，一つずつ考えてもらう方法もありますが，まずは共感的かつ非審判的な態度で患者さんの話を傾聴し，抽象的な問いかけによって本質的な回答を引き出すオープンクエスチョンから始めるとよいでしょう．そして，その表出された話題や課題に関する具体的な問いかけ（チャンクダウン）を行い，その真意や本質を探っていきます．これらのプロセスを通して患者さんは，自分の潜在的な思いや願いに気づき，最も大切な「参加」の課題に辿り着きやすくなります．

　面接のときには，患者さんが言語的に表出した内容だけに惑わされずに，そのときの表情や言葉のニュアンスなどからも患者さんの気持ちを読み取り，その思いを確認したり，深掘りしたりするとよいでしょう．そして，これらの評価から，その「参加」の外的側面と内的側面を一つに統合させ，患者さんにとっての意味や価値を考えていくことが重要です．

表　面接をとおした活動の自覚的評価

	活動の内容	重要度 (/10)	遂行度 (/10)	満足度 (/10)
記入例	調理する	8	4	2
1				
2				
3				

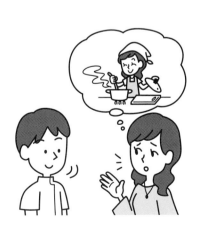

Ⅱ　カンファレンス編　ICFの活用

Q37 「参加」はどのように支援すればいいのですか.

KeyWord　参加，環境，心理的サポート

A
- 「参加」とは，その人の個性が尊重され，社会の一員として当たり前の生活が主体的に行われている状態です.
- その実現を支援するには，患者さんが興味や関心をもち，夢中になれる活動を探り出し，それが促進されやすい環境を整えるとともに，希望や有能感をもてるよう心理的にサポートすることが大切です.

解説1　参加の状態像

　「参加」とは，生活・人生場面への関わりであり，活動の実行状況としての外的側面と，その人の生活・人生の在り方としての内的側面をもつことが特徴です（Q35参照）.「参加」支援は，これらをしっかりと理解したうえで，具体的な方法を考えていくことが大切です.

　「参加」の英訳はparticipationですが，この単語を分解し，その意味を考えると，"社会の一員になること"であると考えられます.

---
participation = part + cip + ation
　　　　　　　 = part + cap, catch + action
　　　　　　　 = （〜の一部）＋（受け止める，嵌まる）＋（すること）
　　　　　　　 = （社会の）一員となっていること

　また，広辞苑でも参加は"仲間になること"とされています. つまり，障害のある人をはじめ，あらゆる人々がその個性を尊重され，社会の一員として当たり前の生活が主体的に行われている，これを"参加している状態"であると考えることができます. そして，これは私たちが取り組んでいるリハビリテーションが目指しているものと同じです.

解説2　参加を引き出すアプローチ

◆活動を使う

　参加は主体性や能動性が欠かせないものです. そのため，それが強制的で受動的であれば「参加」とはいえません. したがって，「参加」は，"興味や関心をもち，夢中になれるもの"であることが必要です. それが，趣味のピアノの演奏なのか，子どものために弁当を作ることなのか，その人によって様々であり，一般化されたものはありません.「活動」を，その人の個性に適合させ，生きるうえでの満足感を得られ，遂行可能な状態にアレンジしながら支援することが大切です.

◆環境を使う

　人は，様々な環境の影響を受けて無意識に行動を変えます. 自分が好感をもっている人が

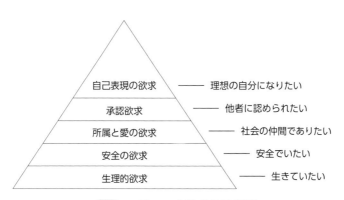

図　マズローの欲求5段階説

表　「参加」支援のための心理的サポート技術

	項目	内容
1	コミュニケーション	対話を通して情報や認識を共有し，信頼関係を築いていく
2	アセスメント	生活機能とその背景因子などを把握し，行動特性を評価する
3	カウンセリング	傾聴や共感などによって，相手が自分に正直になれるよう支援する
4	コーチング	必要な助言を交えながら，自己決定や自己解決ができるようにする
5	ファシリテート	自分の可能性を信じ，行動意欲が高まるよう支援する
6	グループワーク	集団効果を活用し，行動が持続されやすい活動環境をつくる

〔諏訪茂樹，酒井幸子：行動変容ステージと支援技術．日本保健医療行動科学会雑誌 2019；**34**：1-6．を改変〕

行っていれば，自分もしたいと思うかもしれません．大好きな動物であれば毎日の世話も苦にならないかもしれません．自分が作った野菜を買って喜んでもらえるのであれば1日中でも農作業に勤しむでしょう．意識的・無意識的にかかわらず，「活動」には目的性があり，それらには様々な環境因子が関わり，その動機づけになっています．

　その人の動機になる環境因子を探し，それをうまく適合できれば，主体的で能動的な「活動」を引き出すことができます．特に，自分の興味や関心事がよくわからない人には，環境を操作することで，その人の心を揺り動かすことができるかもしれません．

◆認識を使う

　人は，様々な欲求をもとに行動を起こしています．その欲求は，生理的，安全，帰属，承認，自己実現の5つの階層があり（図），その人の状態によって重視するものが異なります．十分な食料がない状況であれば，食べることが重視されますが，不自由がない生活であれば，自分の存在を社会に認めてほしいという欲求が優るかもしれません．このように，その人の状況を理解し，何に対しての欲求があるのかを理解し，それを行動の誘発因子として用いていくとよいでしょう．

　障害のある人は，自分が失ったものばかりに目を向けてしまい，それを取り戻したいという欲求が強くなりがちです．私たちは，障害のある人がもつプラス要素に光を当て，生きるうえでの価値を生活のなかで「参加」として具現化していきます．ネガティブな認識に変化を与え，新たな希望と有能感を再びもてるようにしていきます．人の行動は心が原動力ですので，「参加」の支援には，カウンセリングやコーチングなどの心理的サポートが必要です（表）[1]．

文献
1）諏訪茂樹，酒井幸子：行動変容ステージと支援技術．日本保健医療行動科学会雑誌 2019；**34**：1-6．

Ⅱ　カンファレンス編　ICFの活用

Q38 ICFはリハビリテーション計画に活かせますか.

　ICF，リハビリテーション計画，活動・参加

A
- ICFの考え方は，課題の全体整理に有用で，リハビリテーション計画の立案を助けてくれます．
- リハビリテーションの大目標を「参加」レベルのものとし，その小目標を「活動」レベルで設定すると，系統的にアプローチしやすくなります．
- 専門職の役割をICFの領域に分けて考えると，それぞれの専門性を活かしやすくなります．

解説 1　課題分析におけるICFの活用

　ICFの前身ともいえる国際障害分類（ICIDH）は，医学モデルを基礎とする要素還元的な考え方ですが，機能や能力の改善が主な目的となる急性期や回復期（前期）では，このような要素還元的な考え方が課題分析手法としては有用です．したがって，ICFの生活機能モデルにおいても「参加」を上位課題とし，その下位の要素として「活動」や「機能」などを考えるようにすると，主要課題を論理的に整理しやすくなります（図1：要素還元型）．

　しかし，回復期（後期）から生活期に向けては機能障害の回復がみられなくなってくるため，要素還元的な考え方では限界が生じ，社会モデルを複合したICFの考え方が重要となります．生活機能は，様々な因子の相互作用によって全体的に変容しうる動的なものです．それゆえに，改善が難しい要素があったとしても，他の要素を変えることで全体としてはよい状態とすることができます（図1：システム型）．このように，患者さんのポジティブな要素に着目し，その活用の可能性を見出していくことが大切な視点となります．

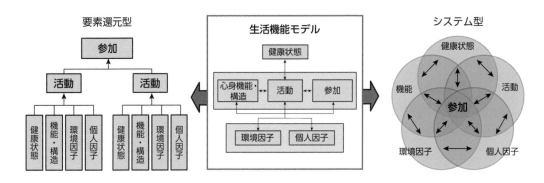

図 1　課題分析方法に合わせた生活機能モデルの変形

解説 2 目標設定におけるICFの活用

リハビリテーションとは全人間的復権であり，その本質は人間の身体でなく，精神的な部分です．そのため，リハビリテーションの目標設定においては，患者さんの精神面にも目を向けていくことを忘れてはなりません．

「参加」には，生活・人生の在り方や，人との関わりや社会性の要素が含まれており，患者さんの精神面が強く関係しています．したがって，「参加」の良否は，医療者の一方的な考えや客観的所見などによって決められるものではなく，どのような「参加」が望ましいかは，患者さんや家族との十分な話し合いのもとで一緒に考えていくものです．そのなかで目指すべき状態としてイメージされたものが「参加」レベルの目標であり，リハビリテーションの大目標となります．

大目標は，いくつかの小目標によって構成され，その小目標には「活動」レベルの目標が設定されます．このように，「参加」に志向した「活動」を小目標として設定することで，リハビリテーション計画を系統的に組み立てていくことができます．

解説 3 役割分担におけるICFの活用

リハビリテーション医療では，「参加」に志向したチームアプローチが重要となりますが，そのチームは目的に沿った適切な専門職によって編成されていなければなりません．

サッカーや野球などのスポーツでは，攻撃や守備，ゲームメイク，監督・コーチなどの役割に応じて，その高いスキルをもつ人が選ばれるとともに，選手には連携やコンビネーションの能力も求められます．試合では，得点して勝利するという目標に向けて，すべての選手が自分に与えられた役割に基づき自律的に行動します．そして，自分勝手なプレイはせずに，勝利のためには他の選手をサポートしたりもします．リハビリテーションにおいても，これらのチーム原理は同じです．

各職種の専門性をもとに，それぞれの基本的な役割を生活機能モデルに当てはめて考えると（図2），一部の限られた職種だけですべての領域に対応していくことは難しいことが理解できます．高度なリハビリテーションを実施するには，それぞれに高いスキルをもった専門職が，その独自性を活かして効果的な役割分担を行っていくことが必要です．

ICFは，多職種による有機的な役割分担を考えるうえでも，とても有用な概念です．

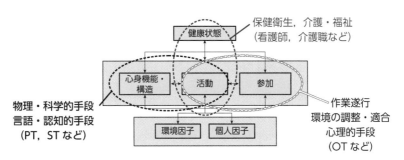

図2 生活機能モデルからみた専門職の役割分担

Ⅱ　カンファレンス編　ICFの活用

Q39 能力の回復が見込めない重度の患者さんに対してはどうしたらよいのでしょうか.

KeyWord　重度障害，参加，自宅退院

- リハビリテーションの目標は，その人がその人らしく生きていくことにあります．すべての患者さんが元通りの状態に回復できるわけではありません.
- 機能・能力の回復が見込めない人に対しても，その人ごとの参加の目標を立て，支援していくことがリハビリテーションに求められています.

解説1　リハビリテーションの目標

　リハビリテーションの目標は，世界保健機関（WHO）によって示されています（表）．機能回復だけでなく，環境調整なども駆使し，その人の社会的統合を達成することであるといわれています.

　現場で提供するリハビリテーションには，特に医学リハビリテーションと社会リハビリテーションの視点が必要になります．個人因子や環境因子を活用して，その人らしく生き生きと生活していくことができるように，参加の支援をしていく必要があります.

解説2　その人ごとの参加の目標

　Aさんは82歳の女性です．脳梗塞によって重度左片麻痺，左半側空間無視を生じ，ADLは重度に低下しています．重点的なリハビリテーションの結果，短時間の座位保持が可能になり，食事や整容は準備をすれば自立，移乗や移動は協力動作を引き出すことで介助量の軽減は図れたものの，依然として介護負担は大きく，家族は自宅退院をためらっていました.

　Aさんは右半球損傷由来の認知機能障害によって，理屈は達者で自己主張が強く，家族の負担感を理解しないわがままな発言が多いため，家族は精神的な負担感も大きい状態でした．しかし，良い点としては記憶や言語機能が保たれ，もともと好きだった古典文学への知識や見識も残されていたことから，STのリハビリテーションに取り入れ，Aさんのよさを引き

表　世界保健機関（WHO）によるリハビリテーションの定義（1981年）

- 能力低下やその状態を改善し，障害者の社会的統合を達成するための**あらゆる手段**を含む.
- 障害者が**環境に適応するための訓練**を行うばかりでなく，障害者の社会的統合を促す**全体として環境や社会に手を加える**ことも目的とする.
- 障害者自身・家族・そして彼らの住んでいる**地域社会**が，リハビリテーションに関するサービスの計画と実行に関わり合わなければならない.

出すことで，精神的安定を図り，家族関係の改善と在宅復帰を目標とすることになりました．

　高校生の孫娘は祖母の見舞いの際，勉強中の枕草子の話になり，祖母が暗記している様子にすっかり感心し，たびたび病院を訪れては祖母と会話を楽しむようになりました．孫娘から尊敬の念を示されるようになったAさんは，気持ちが落ち着くことが増え，指示に従って過ごせることも増えていきました．

　長男夫婦は，昔の聡明だったAさんらしさが感じられるようになったことから，一緒に暮らせるのではないかと考えるようになり，介護サービスを活用してAさんを自宅に引き取ることにしました．自宅退院後，日常生活には家族の援助が必要でしたが，夕食時に家族の相談に乗り，Aさんらしい意見を述べるなど，一家の大切な家族としての役割を果たすことができました．

　Bさんは85歳の男性です．一人暮らしをしていましたが，脳梗塞を再発し，重度認知機能低下，ADL重度介助のほぼ寝たきり状態となりました．Bさんの長男は，独身で父とは別居しており，60歳で定年を迎えた後，嘱託勤務を続けようと思っていましたが，悩んだ結果，退職し，実家で父親の介護を行うことを選択しました．気難しい性格で，決して関係は良好ではありませんでしたが，人間としては尊敬していた父を施設に入れることは抵抗感がありました．しかし，介護の経験もなく，認知機能も低下してしまった父の介護を続けられるのか，不安が大きい状態でした．回復期リハビリテーション病棟スタッフは長男の決意を受け止め，スムーズな在宅生活開始に向けて支援していきました．

　退院時の家屋訪問の際，スタッフによる介護指導を受け，食事介助，排泄介助を行いましたが，Bさんをうまく誘導できず怒らせてしまった長男は，すっかり自信を失いました．しかし，食後に熱いおしぼりで顔を拭いてあげると，気持ちよさそうな表情になった父が「ありがとう」と声に出したのを聞き，がんばってみることにしました．

　退院後は通所介護（デイサービス）と訪問リハビリテーションを利用し，介護を継続しました．一度，肺炎を起こし入院となりましたが，その後，訪問STの指導の下で調理方法や食事介助方法を改善し，肺炎は起きなくなりました．長男の介助技術が向上し，Bさんも生活に順応できるようになり，穏やかな表情で過ごせることが多くなりました．長男の介助を喜ぶ様子がみられ，長男も自分の選択は間違っていなかったと思えるようになりました．

　3年の介護生活後，Bさんは亡くなりましたが，長男はヘルパーの資格を取得し，父の介護中はできなかった趣味の釣りを再開するとともに，ヘルパーの仕事を開始しました．

解説 **3**　**多様な関わりで支援していく**

　リハビリテーションの役割は，多様な状態の人々に対して，様々な形で，より安定したより豊かな生活が可能になるように支援していくことです．多角的な視点をもって患者さんや家族の状況を捉え，どうしたらより良い状態になるかを考え，リハビリテーションを進めていきましょう．その人ごとの参加の目標を立て，支援していくことがリハビリテーションに求められています．

Ⅱ　カンファレンス編　ICFの活用

Q40 「したいことは何もない」と言う患者さんの目標設定に困っています…

KeyWord　言葉の背景，興味・関心，意欲

A
● 「したいことは何もない」という言葉の背景を探ることから始めましょう．その原因を的確に捉え，チームで統一した対応が必要です．
● 単にやりたいことがみつからない患者さんの場合は，興味・関心チェックシート等でみつけることを促したり，個人因子からヒントを得たりするとよいでしょう．
● 見出した活動や参加の実現に向けて，その要素的な部分を取り入れるだけでも，意欲を引き出すきっかけになるかもしれません．

解説1　退院後の生活で患者さんは何をするのかを目標にする

　回復期リハビリテーション病棟では，その人らしい生活の再構築を支援することが役割であり，退院後の患者さんに合った活動や参加の実現によって，健康が維持され幸福がもたらされることを期待しています．しかし，入院中の病棟での様子やリハビリテーションに取り組む様子を見ても，意欲がみられない患者さんや「したいことは何もない」と言う患者さんがいます．そのような患者さんの場合，どこに目標設定すべきか，なかなか定まらないことがあるでしょう．

解説2　意欲がみられない原因を探る

　回復期リハビリテーション病棟の入院患者さんは，病前とは異なる心身機能で生活の場に適応するための新たな学習の過程にあり，そのためには，本人の能動的に取り組む態度と意欲が必要です．しかし，生活の場やリハビリテーションの練習に意欲がみられない患者さんも少なくありません．その場合，なぜそのような状態を呈しているのかを精査し，状態に応じて対応することが重要です．

　意欲がみられない場合に鑑別すべき状態には，「意識障害」「通過症候群」「脳器質疾患（前頭葉症候群など）」「うつ状態」「廃用症候群（精神機能の低下）」「病前からの性格」「心理的葛藤，否認，退行」があります[1]．例えば，せん妄のような意識障害の場合には，直接原因となっている疾患の治療と並行し誘発因子となりうる環境因子を取り除く対応をします．うつ状態が内因性うつ病に近い臨床像（日内変動がある，自責感が強い）の場合には，抗うつ薬の投与が行われ，心理的に過度な負担にならないようにリハビリテーションを進める必要があります．このように，意欲がみられない状態を呈している原因によって，私たちも含めた周囲

の人のとるべき対応が異なるだけでなく，薬物治療など医療的な対応が必要な場合もあり，注意が必要です．

解説 **3** 「したいことは何もない」という言葉の背景を探る

　リハビリテーションの目標設定や何に取り組むのかを検討するために，患者さんにどんなことができるようになりたいかを尋ねても，「したいことは何もない」と答える患者さんがいます．まずは，その言葉の背景を探ってみる必要があります．直接尋ねることができるならば，なぜそのように考えるのかを聞いてみましょう．すると，「体が動かないから何もできない」「趣味はないから…」などの返答があるかもしれません．「したいことは何もない」と言う背景のなかには，心理的葛藤や現状の否認などの心理的問題によるものではなく，入院している状況から言い出せないか，自らはやりたいことが見出せない場合があります．

　自らやりたいことを見出せない患者さんの場合は，「興味・関心チェックシート」や「作業選択意思決定支援ソフト（ADOC）」を用いて想起を促すこともよいかもしれません．または，家族に患者さんがかつて趣味や特技としていたこと，興味や関心のありそうなことを聞いてみてもよいかもしれません．まずは，入院直前の生活で実施していたことができるように考えていくことが重要と考えます．そこで抽出された活動を参考に，そのものが実施できなくても要素的なものを取り入れて実施してもらうと，少しずつ楽しんで取り組んでもらえる場合があります．取り組んでいるなかで，患者さん自身のイメージが膨らんで，何かやりたいことがみえてくるかもしれません．

解説 **4** 簡単なものから一緒に取り組んでみる

　仕事でミニチュアづくりをしていたある男性は，脳卒中によって左片麻痺となり，ADL練習は気が進まない様子でしたが，ブロックを組み立てて何かを作るのは「やってもいい」と言ってくれました．OTと世間話をしながらブロックづくりをするうちに作品ができあがり，うまくできたと喜んでいました．ブロックづくりを通してOTと交流し，ブロックでの創作を楽しみ，少しずつふさぎ込んでいた気持ちも前向きになりました．このように，何もしないと変化はなかったかもしれませんが，たとえその人が慣れ親しんだものそのものはできなくても，類似した要素をもっているものを活用して一緒に取り組むことで生み出されたものがありました．このようなことを繰り返すなかで，私たちとの関係性を構築し，少しずつ取り組めることを拡大していけるとよいでしょう．

　「したいことは何もない」という言葉の背景には，障害を負って気持ちがふさぎ込んでいたり，何ができるのかうまく考えられないこともあるので，患者さんの個人因子のなかからヒントをみつけて，簡単なものを一緒に取り組むことから始めてみると，糸口がつかめるかもしれません．

Ⅱ

カンファレンス編

ＩＣＦの活用

文献
1）先崎　章：精神医学・心理学的対応リハビリテーション．医歯薬出版，2011：p.41.

⌒→ Memo 「社会への参加」と「自己への参加」

ICF（国際生活機能分類）では，「参加」は「生活や人生への関わり」とされ，家庭内での役割の遂行，買い物や旅行などの外出活動，就労・就学などの社会活動などがよく例にあげられています．これらは自分ではない誰かとの関わり，すなわち「社会への参加」に重点が置かれ，家での閉じこもりや生活の不活発化による要介護状態の予防が重視されているように思われます．

これは高齢社会においてたいへん重要なことですが，リハビリテーションに関わる者は，違った側面からも「参加」をみる必要があります．それは「自己への参加」です．

「社会への参加」は，自分の外界（地域・社会，友人・知人，家族）に向かった「外向的参加」であるのに対し，「自己への参加」は，自分自身に向けられた「内向的参加」です．それには生きがいや芸術活動などの「自己実現」に関するものと，自分の存在に価値や意味を感じることができ，ありたい自分として生きていくことなどの「自己尊重」に関するものがあり，これらは自分自身への関わり方ともいえるでしょう（表）．

表　参加の分類

大分類		小分類
外向的参加 （社会への参加）	地域社会	地域社会への帰属や関わり
		地域社会での役割の遂行
		就労・就学活動
	他者	集団への帰属や関わり
		集団での役割の遂行
		友人・知人との親交
	家族	家族への帰属や関わり
		家庭での役割の遂行
		家族行事やレジャー活動
内向的参加 （自己への参加）	自己実現	芸術品等の創作活動（絵を描くなど）
		自分の存在価値を感じる活動（動物を育てるなど）
		達成感のある活動（単独登山など）
	自己尊重	趣味・余暇活動（音楽を楽しむなど）
		自分の思いの実現（好みの部屋の飾りつけなど）

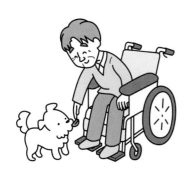
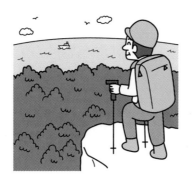
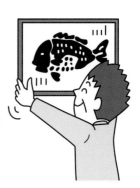

Ⅲ　退院支援編

Ⅲ 退院支援編 退院支援

Q41 退院支援とは何をすることですか.

KeyWord 退院支援，退院支援看護師，介助・ケア

- 退院支援は，単なるベッドコントロールのための退院促進ではなく，より良い
退院後の生活につながるリハビリテーション的支援を指します.
- 在宅生活に必要な能力の獲得，環境調整，必要なサービス調整に加え，理解や
気持ちを援助し，モチベーションを高める関わりも含まれます.

解説 1 退院支援看護師の役割

急性期病院には「退院支援看護師」という役割があり，診療報酬制度においても配置が推進されています.

今日の日本では入院期間の短縮が厳しく求められており，病院はそのためのスムーズな退院促進を図っています. 完治する疾病の場合は，退院はそれほど難しくありませんが，障害が残存したり高齢であったりする場合には，退院後に病前とは異なる生活を余儀なくされることが多く，何もしなければ入院は長期化していきます. 退院支援看護師は，退院の阻害因子を早期から把握し対応していくことで，退院促進を図る役割を担います.

解説 2 入院中に行われる時期別の退院支援

リハビリテーションにおける退院支援は，入院期間の管理という目的ではなく，退院後のより良い生活のための支援であることを理解しておくことが大切です. 回復期リハビリテーション病棟では，入院中の関わりはすべてがより良い退院のための退院支援であるともいえます. しかし，入院からの時期によって退院支援の意味合いは変わってきます.

◆入院初期：機能への関わり

回復期リハビリテーション病棟入院初期には，機能回復が期待できる時期であり，少しでも機能を回復させることがより良い退院につながります.

◆入院中期：活動への関わり

入院中期には，生活に目を向けた活動の拡大への関わりが求められます. できるようになったことを実際に病棟で実施し，生活のイメージを高めていくことで，退院への流れをつくっていくことが，退院支援へとつながっていきます.

◆入院後期：参加への関わり

入院後期には，参加の支援へと軸を移していくことが必要になります. 退院後の生活を可能にするために，患者さんの状況に合わせて家屋の改修を行うこと，必要な物品をそろえる

こと，必要なサービスを調整することなどを進め，退院を目指していきます．

解説 3 目的別の退院支援

退院支援は事例ごとに課題が異なります．様々な退院支援の例を示します．

◆病状が不安定で再入院の恐れがある場合

再発のリスクが考えられます．そのため，かかりつけ医との連携をとり，退院後にも受診できる体制を整えて退院を迎えることが必要になります．

◆退院後も医療処置が必要な場合

退院後に必要となる医療処置には，経管栄養，吸引，血糖測定，インスリン投与，座薬・浣腸，導尿，血圧測定，投薬などがあります．これらについて患者さん自身が自己管理する能力があるかどうかを見極め，どのように行っていくのかを支援していくことが必要です．自己管理が難しい場合には，家族が行うのか，訪問看護でケアを受けるのかなど，誰がどのように行うのかを調整します．

◆入院前に比べADL・IADLが低下している場合

低下しているADLに対して，誰がどのように援助していくのかを準備していきます．口腔ケア，嚥下食の準備，おむつ交換，歩行介助，入浴介助，家事動作介助など，具体的に考えます．また，福祉用具導入や住宅改修の必要性，家族の協力体制を確認します．

◆独居・家族がいても介護が十分に提供できない場合

家族が高齢，虚弱，持病があるなどの理由で介護が行えない，仕事があり介護に従事できないなどの場合には，訪問や通所サービスの利用を検討し，調整していきます．

◆通常の制度利用が困難な場合

退院先によっては，利用できるサービスがない場合もあります．その場合は，民間サービスを利用するなど，通常の場合とは異なる準備が必要になります．

解説 4 退院支援の実際

具体的な事例をもとに退院支援を考えてみましょう．Aさんは，日中はトイレで介助にて排泄を行い，夜間はおむつを使用しています．これから退院までに，どのような支援が必要になるでしょうか．

- 本人は引き続きトイレ動作の能力向上に取り組みます．
- 引き続き能力・実行状況の拡大のため，PTは立ち上がり・立位保持の練習を，OTはトイレ動作の練習を，STは尿意を感じたときの意思伝達の練習を行います．また，看護師は排泄ケアを進めていきます．
- 家族には，介助方法を習得してもらう必要があり，OTや看護師が指導を行います．おむつ交換の習得に向け，おむつの種類や交換方法を指導します．
- 住宅改修や福祉用具の利用については，医療ソーシャルワーカーから制度の利用方法の説明を行い，PTやOTが改修方法や用具選択を提案していきます．
- 必要に応じて，不安な点の聴取，心理面への対応を行っていきます．

Ⅲ 退院支援編 退院支援

Q42 退院後のリハビリテーション目標に，何をあげればよいかわかりません.

KeyWord リハビリテーション目標，退院後，ADL実行状況

- 整容や更衣は，退院直後に実行度が低下しやすいため，その活動が維持・向上されることを初めの目標とし，実際の生活状況に応じて環境やケア方法の再調整を行います.
- 在宅生活における社会性の回復のためには，その人の個性を踏まえて，地域の人たちと何らかの関わりをもてる「場」に参加することを目標にします.
- 退院直後の目標は2週を目安に考え，その後は3か月ごとに見直していきます.

解説 1 退院後の目標を考えるうえで知っておくべきこと

◆ADLの状態

　一般的に，退院後のADLは，生活環境や介護者への依存度の変化などによって一時的に低下しやすいといわれています[1,2]. 食事，トイレ動作，移乗（ベッド－車椅子，便器，浴槽），入浴は退院時の自立度が維持されますが，整容と更衣は徐々に低下し，それが回復することなく低下した状態が続いてしまいやすいようです（図1）. 反対に，移動と階段昇降は，退院時よりも向上しやすいようです. また，外出頻度や運動習慣が少ない人は，1年後のADLが低下しやすいともいわれていますので[3,4]，在宅生活での日課や習慣，介護方法などは，その後のADL状態に大きな影響を与えます. 退院後には，在宅での実生活の確認と見直しを行い，ADLの維持・向上のために生活全般を再調整することが大切です.

◆社会性の状態

　回復期のリハビリテーションでADLなどが向上しても，うつやQOLなどの心理的な問題が課題として残ることがあります[5]. 退院後は，生活環境や役割の変化に対する戸惑いや混乱，思うような生活ができない無力感や喪失感が生じやすく，患者さんは社会的な孤立による孤独感を感じていることがあります. よって，リハビリテーションでは，患者さんが社会

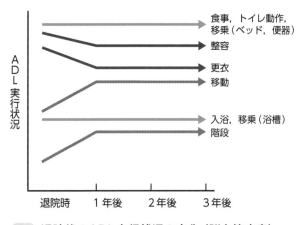

図1 退院後のADL実行状況の変化（脳血管疾患）

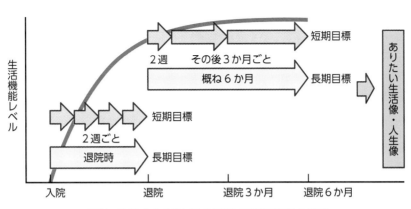

図2　入院中と退院後の目標の設定期間の目安

的孤立から脱出し，新たな人生観や価値観をもち，自分の存在の意味を感じられるようにすることが大切です[6]．そのためには，同じような立場の他者との関わりがもてる「場」に参加し，社会性を回復・向上させることが必要です．そのような「場」への参加は，「客観的な病状認識」「闘病への励み」「共感」「相手を支えようとする役割意識」を引き出し，それによって抑うつが軽減されたり，自分の存在価値や満足度，意欲を向上させたりします[7]．

解説 2　退院後の目標期間

　　入院時の短期目標は1か月ごとに設定されていることが多いかもしれませんが，回復期における一般的な患者さんの回復スピードを考えると，入院中の短期目標は2週ごとが適当です．退院直後も生活環境の大きな変化がありますので，退院後の初めの目標期間は2週とするのがよいでしょう．そして，3か月ごとに目標の見直しを行っていきます（図2）．

　　これらは，退院前のカンファレンスで検討されることが多いと思いますが，最終的な患者さんの「ありたい生活像・人生像」を確認・共有し，どこに向けての目標なのかを考えおくことが大切です．生活期での機能や活動の変化がほとんどない場合でも，その質的な部分や患者さんの受け止め方や感じ方の変化などにも目を向け，目標としていくことも重要です．

　　退院後の生活状況のモニタリングは，自宅生活を直接確認し再調整することができる訪問リハビリテーションなどによって行われることが望ましいですが，それが難しい場合は，電話などで確認し，必要な支援についてケアマネジャーなどに相談するのもよいでしょう．

文献
1）澤　俊二：QOL と ADL・IADL の関係―脳血管障害者の追跡調査から．作業療法ジャーナル 2003；**37**：469-476.
2）芳野　純，佐々木祐介，臼田　滋：回復期リハビリテーション病棟患者の退院後日常生活活動変化の特徴と関連因子．理学療法科学 2008；**23**：495-499.
3）浜岡克伺，吉本好延，橋本豊年，他：在宅脳卒中患者の生活範囲は日常生活活動能力の変化に影響する．理学療法科学 2012；**27**：465-468.
4）阿部俊輔，萩原明人：運動器リハビリテーションを受けた軽度要援護高齢者の自宅退院後の日常生活動作（ADL）変化と関連要因．Jpn J Rehabil Med 2017；**54**：146-157.
5）澤　俊二，磯　博康，伊佐地　隆，他：慢性脳血管障害者における心身の障害特性に関する経時的研究 リハビリテーション専門病院の入院・退院時比較．日本公衛誌 2003；**50**：325-338.
6）大田仁史：在宅ケアとリハビリテーション．日農医誌 2002；**50**：789-791.
7）小野美穂，髙山智子，草野恵美子，他：病者のピア・サポートの実態と精神的健康との関連―オストメイトを対象に．J Jpn Acad Nurs Cci 2007；**27**：23-32.

Ⅲ　退院支援編　退院支援

Q43 公共交通機関の利用練習では何をみておくべきでしょうか.

KeyWord 外出評価，公共交通機関，行動範囲

- 患者さんが利用する公共交通機関は目的や地域によって様々です．退院後の生活で必要な公共交通機関を明らかにし，利用練習の前に，準備を含めてどんなことが患者さんにとって課題になるのか焦点化しておきます．
- 実際の利用練習においては医療安全上の配慮を十分に行って実施し，実施後は，患者さんの自己評価も確認して，退院後に必要な対応の準備に役立てましょう.

解説1 外出の範囲を拡げる公共交通機関の利用

　　外出の目的は，仕事，通学，通院，美容院，買い物，習い事，観戦，散歩等々，多様で個別性の高いものです．外出において公共交通機関の利用は，行動範囲を拡げ，目的地への到達を可能にするための手段となります．したがって，公共交通機関の利用は，その人らしい生活の質の向上につながる重要な活動能力です．回復期リハビリテーション病棟入院中に患者さんが公共交通機関を利用できるのか，困難な部分があればどのように利用すればよいのかを明らかにすることは，患者さんのリハビリテーションにおいて重要な要素の一つです.

解説2 公共交通機関の利用評価・練習の方法

　　公共交通機関とは，不特定多数の人が利用する交通機関で，鉄道・軌道，自動車，船舶，航空路線に大別されます．患者さんが退院後に利用する公共交通機関は，地域やその人の生活上の目的によって異なるはずですが，電車・バス・タクシーの利用が多く占めると思われます．実際に患者さんの利用する公共交通機関で評価・練習できるのが最もよいのですが，入院中は医療安全管理上，病院からアクセスのよい公共交通機関を用いて評価・練習を行っていると思います．その際，どんなことをポイントに評価・練習するのか，患者さんの状態によって異なりますが，実施前に課題を焦点化し患者さんと共有しておくことが重要です.

解説3 公共交通機関利用における課題の患者さんとの共有

　　電車利用の工程の例を表に示します．生活のなかで電車を利用するには，電車の乗り降りや駅の利用だけでなく，外出する準備も必要となります．このような一連の工程のなかで，患者さんにはどこに課題がありそうか，心身機能・構造の状態や動作能力から予測し，対応方法を用意しておくことが重要です．例えば，交通ルートや出発時刻の把握のためにメモを用意する，ホームと電車の間の隙間の乗り降りを模擬的に段差昇降の練習をしておく，家族

介助が必要となるため公共交通機関の利用練習に家族に同行してもらうなどです．同時に，実施前には患者さん自身の自己評価を尋ね，不安な点や問題なくできると考えている点などを確認しておくとよいでしょう．

実際の利用評価・練習中は，事故のないように対応しながら，問題の有無や準備していた対応方法で十分か等を評価しながら実施します．実施後は，患者さんと共に振り返り，再度，患者さん自身の自己評価や不安な点などを確認し，療法士の評価との相違について共有し，外出における対応策や今後のリハビリテーションプログラムに反映していくことが重要です．

解説 **4** 実施上の安全の確保

入院中に公共交通機関の利用を実際に患者さんと医療スタッフで行う場合，途中でインシデントやトラブルが発生しないとも限らず，医療安全上の管理が重要です．

まず，チームで公共交通機関利用の評価・練習の実施の必要性について検討します．実施については，書面を用いて説明を行いますが，患者さんのほか，必要に応じ代諾者に同席してもらい同意を得る必要があります．実施当日は，患者さんの体調や天候の状態等を確認し実施の可否を判断したうえで出発します．

実施中のトラブル等に対応するために病院の体制を確立しておく必要があります．携帯電話の準備やトラブル発生時の連絡先や連絡手順を確立しておきます．

以上のように，医療安全上の管理のもとで公共交通機関の利用練習を実施し，患者さんが退院後に安心して外出できるように支援していきましょう．

表 電車利用の工程の例

・交通ルートの把握	・乗車すべき車両の判別
・出発時刻・帰着時刻の把握	・安全な車両の乗降
・持ち物・身支度の準備	・車両内での姿勢保持
・切符の購入（交通ICカードの利用）	・目的地での降車
・利用路線ホームの探索	・休憩などの自己管理
・階段やエスカレーターの利用	・必要に応じた援助要請
・人ごみの移動	・トイレの利用

> **Memo 環境や状況の相違による影響**
>
> 公共交通機関の利用評価や練習は，本来は患者さんが実際に利用する路線や駅で行うことが望ましいと考えます．その観点から，入院の制限下で実施する公共交通機関の利用評価・練習の結果の判断において特に注意が必要なことは，課題に残ったことが，患者さんの日常的に利用する駅・路線ではないために生じたものかを見極めることです．つまり，環境や状況の相違による影響を見極めることがポイントとなります．患者さんは，「病気してから（もしくは受傷後）初めて電車・バスに乗るんだ．使ったことがない駅だけど大丈夫かな．絶対失敗しないようにしよう！」と意気込んで緊張が高まったために失敗したのかもしれません．認知能力が低下した人では，新規の場所では対処ができなくても慣れ親しんだ場所ではいつものパターンを利用して失敗が防げるかもしれません．このような場合，初めての場所・ルートによる影響かどうかの判断が必要になります．判断に迷う場合には，退院後に家族と一緒に出かけたり，訪問リハビリテーションのスタッフに継続的に関わってもらい利用状況を確認してもらいましょう．

Ⅲ　退院支援編　退院支援

Q44　外泊評価では何をみておくべきでしょうか.

KeyWord　外泊評価，福祉用具，環境調整，行動範囲

A

- 外泊評価で何をみておくべきかの目的は，患者さんごとに異なります.
- ADL動作に見守りや介助が必要な人であれば，福祉用具の導入や家屋の改修後など，患者さんと家族が安全に過ごせる状況が整ったうえで，自宅で確認してきてほしいことを具体的に伝えることが重要です.
- 一度にすべての動作や介助方法を確認するのではなく，外泊で実施することは段階的に拡げていったほうがよい場合がありますので，患者さんごとに効果的な外泊となるよう計画しましょう.

解説1　外泊評価の計画

　　回復期リハビリテーション病棟入院中に，患者さんと家族とで外出し，短時間自宅で過ごしたり，外泊する機会は非常に重要です.その際，患者さんの心身機能や動作能力，家族の介護能力，家屋環境等，退院後に課題となる状況は患者さんごとに異なりますので，自宅で何を試しに実施してみるのか事前に明確にしておきます.逆に言うと，具体的に示しておかないと失敗してしまう可能性があります.いくら自宅とはいえ，発症後の状況は発症前とは違います.患者さんと家族のみで自宅で過ごしてみて，自宅で生活するうえでの不安や疑問を解決して退院に臨めるようにその後のリハビリテーションで対応しましょう.

解説2　家族との共同生活の試行・調整

　　例えば，住宅改修後に，自宅で動作や介助が可能となったのかどうかを確認してもらうことがあると思います.「玄関前のアプローチの移動」「上がり框の昇降」など，外出前に必ず確認してきてほしい動作を伝えて，実際に自宅で患者さん自身あるいは家族介助で動いてもらい，不安に感じたことはなかったか，危険なことはなかったか，患者さんや家族の視点で評価し，記録用紙で報告してもらうとよいでしょう.家族にとっては，患者さんの介護・介助をしながら家事をこなすことになりますので，想定通りに介助ができたのか，患者さんと家族がどう感じたのか，その原因を探り，患者さんの動作方法の変更が必要なのか，家族への介助指導が必要なのか，福祉用具の交換など環境調整が必要なのか，的確な対応が求められます.

　　できれば，このような外泊を，段階的に繰り返せるとよいでしょう.例えば，「1回目は自宅に滞在し，家族介助で排泄動作を行う.2回目は一晩，家で過ごす」「ADLは問題なく可

能だったので，次は日中，一人で過ごせそうか，家族とともに確認する」「1回目の外泊では調理をしてみる．2回目の外泊では家族の付き添いで買い物に行ってみる」など，患者さんごとに段階を踏んで，自宅で実施してみることを拡げていくことが重要です．実際に自宅で家族と一緒に問題なく過ごせることが確認できれば，安心して退院することができるでしょう．このような取り組みも重要な退院支援であると考えます（表）.

表　外泊評価のチェックポイント

■玄関および玄関先の様子
　1．階段の有無　　　2．手すりの有無　　　　3．その他の支障（＿＿＿＿＿＿＿＿＿）
　4．スロープの有無　　5．エレベーターの有無
■廊下の様子
　6．手すりの有無
　7．介助者との歩行または歩行器による歩行に十分な廊下幅はあるか
　8．廊下の材質（滑りやすい・滑る危険はない）
■居室
　入院前の居室は？　＿＿＿階＿＿＿＿の部屋　　　今回外泊した居室は？　＿＿＿階＿＿＿＿の部屋
　9．床材（畳・カーペット・フローリング・その他＿＿＿＿＿＿＿＿＿＿＿＿＿＿）
　10．床の状態（引っかかりやすい・固定されておらずずれる・滑りやすい）
　11．床の段差の有無　　　12．ベッドの有無
■食堂の様子
　13．洋式（テーブル・椅子）・和式（ちゃぶ台・布団）
　14．介助者との歩行または歩行器による移動に十分なスペースはあるか？
　15．介助を受けながら食事をするために十分なスペースはあるか？
　16．床の段差の有無
■浴室の様子
　17．外泊時の入浴は（浴槽に浸かって入浴した・シャワー浴）
　18．身体を洗うのに（介助が必要・自分でできる）
　19．浴室内の段差
　20．手すりの有無
■トイレの様子
　21．（洋式・和式）
　22．トイレ内の段差
　23．温水洗浄便座の有無
■介護保険の要介護認定
　24．（申請予定・現在申請中・申請しない）
退院に関してのご希望や退院後の日常生活や療養に不安などがあればお書きください.
_____
■整容
　歯磨き，うがい，手洗い，整髪，化粧，髭剃り
■入浴
　浴槽に入る，シャワーを浴びる，身体を洗う，洗髪
■更衣
　上着を着る・脱ぐ，ズボン・パンツをはく・脱ぐ，靴下をはく・脱ぐ
■トイレ動作
　便座に座る，便座から立ち上がる，トイレットペーパーをちぎる，拭く，
　下着を下げる・上げる，尿器を使用する，おむつを使用する
■食事
　箸を使う，スプーンを使う，フォークを使う，食物を口に運ぶ，食器・コップを持つ
■移動
　室内を歩行する，車椅子に乗る，車椅子からベッドに移る，車椅子から布団に移る，
　車椅子の操作
■家事動作
　食事を作る，洗濯をする，タオルを絞る，室内の掃除，トイレ・浴室等の掃除，
　食器を洗う，買い物をする

Ⅲ　退院支援編　退院支援

Q45　職場訪問では何をみておくべきでしょうか．

KeyWord　職場訪問，職務遂行能力，行動範囲

A
- 患者さんに復職を支援するために必要な情報は様々ありますが，職場訪問によって得ることができる情報や評価は非常に貴重です．職務内容にそって，運動機能・認知機能を含めた職務遂行能力と物的環境を評価します．
- 職場の担当者や患者さんとのやりとりを通して，職場側の理解の程度や支援体制，周囲の人との関係性など状況の様子も窺い知ることができます．
- 総合的な評価から，患者さんが職務遂行しやすいように動作方法や環境の改善方法の提案について検討します．

解説 1　回復期リハビリテーション病棟での就労支援

　　回復期リハビリテーション病棟に入院する患者さんには復職を目指す人が少なくありません．一方で，特に脳卒中や脊髄損傷などの脳神経系の疾患で中等度以上の運動機能障害や認知機能障害が残存した場合，復職に向けた支援に苦労した経験があるのではないでしょうか．再び職場に戻ることは，生計をたてるためだけではなく，地域で暮らすうえでの役割の獲得や生きがいにもつながり，その人の生活や人生に大きく影響を与えるものです．

　　近年，脳卒中やがん，心疾患，糖尿病など，治療と仕事の両立のための支援が施策としても整備されつつありますが[1]，障害をもった人が職場復帰を果たすための実際は，障害が軽度であっても患者さんに合わせた個別の配慮について，職場とともに検討することが必要となることが多いでしょう．その際に，患者さんの職務遂行能力を把握し職場環境を整えるといった見地から療法士にはより適切な助言が求められています．

　　回復期リハビリテーションにおける就労支援の取り組みは，患者さんの復職に対する意思や意欲の確認をすることが第一歩です．そして，職務遂行能力の改善に向けたアプローチを重点的に進め，予後予測に基づき復職の可能性を見極め，患者さんの状態にあった復職支援をしていく必要があります．ごく軽度の障害の患者さんの場合は，退院直後から職場復帰を果たせる可能性を探り，重度障害が残存した患者さんの場合は，まずは地域生活に戻り，生活基盤を整えることが課題になるでしょう．中等度の障害が残存した患者さんの場合は，様々な職場との調整やジョブコーチなど就労に関する専門的な支援につなげていく必要性が生じる可能性があります．日頃から地域の就労支援施設の情報を得たり，実際に情報共有を行っておくと，連携が必要になった際の助けとなるでしょう．

解説 2　職場訪問による評価と指導

　復職に際して，患者さんの希望があり，職場との調整の結果，職場に直接赴いて，職務内容や職場環境等について確認させてもらうことがあると思われます．その際の評価の視点について考えてみましょう（表）．

　職場訪問の前に，可能な範囲で職務内容や物的環境に関して情報収集し，状況を把握しておきましょう．職場訪問の際は，患者さんに求められている職務を具体的に確認し，同時にその物的環境を確認します．動線や作業姿勢など，可能であれば動作を実際に行ってもらい，職務遂行能力や必要とされる心身の耐久性などを確認します．その際，患者さんの疾患や障害を職場の人たちが理解し，患者さんの状態に合わせて柔軟に職務内容や物的環境を調整することが可能であるか様子をみるとよいでしょう．職務遂行に問題や課題になりそうなことがあれば，病院に持ち帰って検討するか，直接助言してもよさそうな事柄であればその場で伝えます．例えば，業務実施中にストレッチをする必要がある，手順書の文字を大きく表示する，椅子を用意するなど，職務内容や患者さんの状態によって必要とされる対応は様々でしょう．可能な限り無理なく職務遂行できるよう代替手段や補助手段を用意できるとよいでしょう．また，職場であってもトイレや洗面所，更衣室，食事場所，休憩室などの環境も確認することを忘れてはなりません．

解説 3　就労継続のための自己管理

　就労を継続するには，高い自己管理能力が必要とされます．特に，疲労の蓄積に関連する要因として，患者さんの職務遂行能力に相対的な職務内容の難易度や労働環境のほか，家族の理解度や関係性などの家庭状況，疾病や生活リズム，栄養摂取などの健康管理，通勤状況があります．日頃から休養を十分にとり，休みの日にはリフレッシュできるような習慣を身につけることも必要でしょう．患者さんの復職にあたり，職場訪問を通して得た情報をもとに，職場の支援体制や定着に至るまでの支援など，様々な面を確認していくことが重要です．

表　職業評価

職場	職場の名称，所在地，所属部署，職位
職務関係 労働環境	職務内容（作業分析） 職場環境（動線，作業姿勢，照明度，温湿度，騒音，臭気，振動など）
	勤務時間，休憩時間 服装，休憩室，トイレ，洗面所，食事場所など
支援体制	休職期間，職場の本人の疾患や障害に対する理解，業務への配慮，援助者の有無，復帰プログラム（段階的復帰）の有無
通勤	通勤経路，通勤手段，所要時間
本人の認識・ 状態など	復職への意欲，疾病者・障害の自己認識と就労への影響の認識
	身体機能，作業能力評価，耐久性，ADL，情緒安定性，コミュニケーション能力，運転技能など

文献
1）厚生労働省：治療と仕事の両立について.
　https://www.mhlw.go.jp/stf/seisakunitsuite/bunya/0000115267.html（2023 年 3 月 1 日閲覧）

Ⅲ
退院支援編

退院支援

Ⅲ　退院支援編　退院支援

Q46 退院に向けた家族への関わりで大切なことは何ですか．

KeyWord　家族状況，家族への支援，介護負担

A

● 家族が，患者さんの疾患や障害の状態を正しく理解し，リハビリテーションや介護の知識・技術をもち，退院後の生活のイメージを抱けるように支援していくことが重要です．

● その際，家族の状態も様々であるため，家族の状態を的確に捉え，家族に合ったことが担えるよう支援していきましょう．

● 患者さんと家族それぞれが抱く生活のイメージやお互いへの期待は必ずしも一致しているとは限りません．患者さんと家族のコミュニケーションを支持的にサポートして，患者さんと家族がお互いに折り合いをつけられるように支援していきましょう．

解説 1　家族の評価

　　患者さんの退院後の生活を考えていくうえで，家族状況を抜きには語れません．患者さんの最も身近にいる家族について，患者さんとの関係や患者さんへの思い，そしてリハビリテーションへの期待を把握することから始めましょう．

　　家族の基本情報として，家族の年齢や健康状態，就労の有無などを把握します．患者さんが要介護状態である場合は，家族の介護に対する意欲や介護に関する知識や技術，介護に使える時間などを確認します（表）．ここで重要なことは，家族の患者さんの病気や病態に関する理解度や関係性，家族の様々なことへの対処能力の状態です．患者さんの状態を正しく理解していないと，リハビリテーションへの過度な期待から，患者さんの回復が不十分だと不満を抱くようになってしまうかもしれません．はたまた，転倒や疾病の悪化など，望ましくない状況を招く可能性が高まり，在宅での暮らしの継続が困難となりかねません．患者さんと家族の関係性に問題がある場合は，自宅への受け入れ自体が拒まれることがあります．また，様々な状態に対する家族自身の対処能力が低い場合も，家族の介護疲れの蓄積などを招くおそれがあり，十分な注意が必要です．

　　以上のような望ましくない状況に陥らないように，家族の状態を適切に捉えて支援することが重要です．例えば，患者さんの状態の説明や介護方法の練習を家族に行ってもらうことで理解の改善が期待できます．一方で，家族自身の健康状態の問題や対処能力の低下などがある場合は，家族に可能な介護はどこまでかを見極め，サービスの利用や他の協力者の援助によって補えるのかを十分に検討し判断する必要があります．つまり，患者さんと家族の双方を的確に

表　家族の評価と支援

家族の評価内容				
基本情報	年齢，性別 健康状態 人柄や性格 仕事 (就労) の有無	ストレス 対処能力	介護以外の自分の時間の有無 介護以外のストレスの有無 ストレスの発散・対処方法の有無 コミュニケーション力	
関係性	続柄 患者さんとの信頼関係・生活歴	生活環境	住環境・介護環境 利用可能な社会資源の状況 暮らしのゆとり・経済状況	
介護力	介護に使える時間 介護に対する考え・意欲 疾病や介護などの知識・技術 介護への取り組み方・実行力	協力者	同居家族の有無 他の家族の協力の有無 家族以外の協力者の有無	

家族への支援方法	
・患者さんの症状の ADL・IADL，生活への影響についての説明 ・望ましい反応の引き出し方の説明と指導 ・適切な ADL・IADL 援助の方法の説明と指導 ・環境の整備	・自助具，福祉用具・機器に関する助言 ・患者さんやその家族が利用できる社会制度と資源の紹介や調整 ・患者会・患者家族の会などの紹介 ・心理的援助

捉え，患者さんと家族の暮らしを具体的にイメージして，家族の状態に適した実現可能と考えられる介護を提案し，家族自身の負担度などを確認しながら支援していくとよいでしょう．

解説 2　家族と患者さんの折り合いへの支援

　　患者さんの状態に対する家族の理解を促し，退院後の生活のイメージを抱けるようにリハビリテーション場面へ家族の参加を求めていくことは大切ですが，スタッフが家族に過剰な期待をもちすぎると，家族の負担感や苦悩に気づかなくなります．患者さんを抱えた家族は患者さん同様，時には患者さん以上の心理的負担を感じていることがあります．

　　また，患者さんと家族の退院後の生活に対するイメージやお互いに対する思いや期待がずれていることがあります．例えば，患者さんは，家族に対して介護負担をかけることを遠慮したり，逆にサービスの利用を拒んだり，家族に強い依存心を抱いていることがあります．一方で，家族は，患者さんの再発をおそれて過保護になったり，患者さんの回復を過度に期待してなお一層の機能練習に固執したり，心理的負担を感じているかもしれません．そういった患者さんや家族の思いや期待が，患者さんの状態に相応しくなかったり，お互いにずれていると関係性の悪化につながる可能性が高まります．療法士は常に，患者さんと家族の関係性を良好に保てるよう橋渡しをすることを心がけましょう．患者さんと家族のやりとりの際の表情や態度を注意深く観察し，患者さんや家族それぞれに思いを聞いて，それぞれにお互いの理解を促したり，不安を軽減するような声かけや対応をしましょう．時には双方のずれに折り合いをつけられるよう支持的に関わる必要があるかもしれません．

　　家族は，夫婦の配偶関係や親子・兄弟姉妹などの血縁関係によって結ばれた親族関係を基礎にして成立する小集団で，深い情緒的関係によっても結ばれています．家庭生活において，患者さんと家族が情緒的に安心感を得られるような関係性を保てるよう関わっていきましょう．

あわせて読んでみよう！ ▶▶ **Q32 Q33 Q54**

Ⅲ　退院支援編　退院支援

Q47　退院前の家庭訪問は何をしてくるのですか.

KeyWord　訪問調査，家屋改修，福祉用具

A
- 家屋改修前の家庭訪問と家屋改修後の家庭訪問では目的が異なります.
- 家屋改修前は，患者さんの生活場面を中心に動作方法や介助方法，環境調整として福祉用具・家屋改修・サービスの導入の必要性について検討します.
- 家屋改修後は，調整された環境のなかで動作や介助の安全性を確認します. 福祉用具の取り扱いや状態の変化に応じた対応についても確認しておくとよいでしょう.

解説 1　家屋改修前に行う家庭訪問

　　患者さんの自宅に訪問して行う調査の目的は実施時期によって異なります（表）.

　　患者さんの目標達成の目処がついた時期に行う訪問調査は，自宅での生活が開始できるようADLやIADLの動作方法や介助方法を確認し，必要な環境調整として福祉用具の導入と家屋改修の計画を立案することです.

　　訪問に際しては事前の準備が重要です. 入院時の家庭訪問の情報や見取図・写真などをもとに動作練習をしておき，複数の環境調整案も考えておきましょう.

　　訪問には，患者・家族，療法士のほか，ソーシャルワーカー，ケアマネジャー，福祉用具業者，改修工事業者等も参加し，それぞれの視点から検討し，退院後に向けた情報共有を図る利点があります.

　　家庭訪問の際には，患者さんが過ごす場所を中心に，間取り（床材や間口の幅・段差など）や動線を確認します. 次いで，ADLやIADLに関しては実際の場所で動いてみて動作方法や介助方法，必要な福祉用具や家屋改修を検討します. 確認する動作は，起床から就寝中まで，各場面を想定して検討することが重要です（図）. また，患者さんが長い時間を過ごす部屋の日当たり・風通し，照明についても確認します. 同時に，家族の生活にまで視野を広げ，介護負担にも配慮し，サービス利用についても具体的に検討しましょう.

解説 2　家屋改修後に行う家庭訪問

　　家屋改修後に行う家庭訪問では，環境調整の状況を確認し，退院後の生活を始めるにあたって準備は整っているか，問題はないかを確認します.

　　設置された手すりや導入された福祉用具を使用して動作が安全に行えるか，家族の介助は無理なく可能かを確認します. 例えば，動作や目的に合わせた介護用ベッドの高さや角度調整，手すりや介助バーの取り扱いができるかを確認します. 衛生的な使用が肝要なポータブ

表 訪問調査の実施時期と目的

実施時期	目的
入院時	患者さんと家族の生活の場である家と周辺環境の情報を収集する．この情報をもとに患者さんの目標やリハビリテーションプログラムを検討する．
家屋改修前	患者さんと家族が自宅での生活を再開するために，ADL や IADL の動作方法と介助方法および物的環境の調整方法を検討する．
家屋改修後	家屋改修後に福祉用具も導入された状況で，動作方法や介助方法を確認し，問題や不安はないかを確認する．

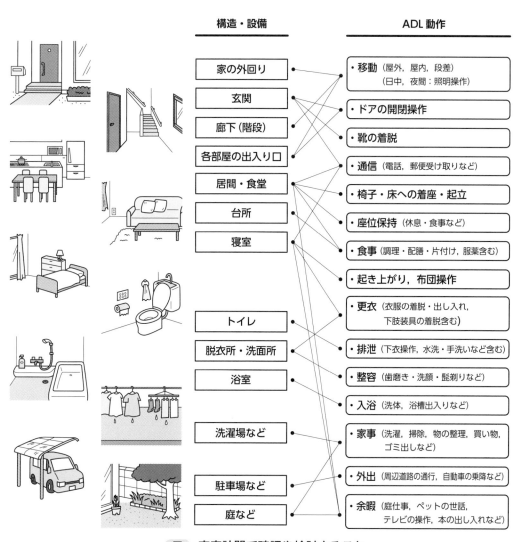

構造・設備

家の外回り
玄関
廊下（階段）
各部屋の出入り口
居間・食堂
台所
寝室
トイレ
脱衣所・洗面所
浴室
洗濯場など
駐車場など
庭など

ADL 動作

・移動（屋外，屋内，段差）（日中，夜間：照明操作）
・ドアの開閉操作
・靴の着脱
・通信（電話，郵便受け取りなど）
・椅子・床への着座・起立
・座位保持（休息・食事など）
・食事（調理・配膳・片付け，服薬含む）
・起き上がり，布団操作
・更衣（衣服の着脱・出し入れ，下肢装具の着脱含む）
・排泄（下衣操作，水洗・手洗いなど含む）
・整容（歯磨き・洗顔・髭剃りなど）
・入浴（洗体，浴槽出入りなど）
・家事（洗濯，掃除，物の整理，買い物，ゴミ出しなど）
・外出（周辺道路の通行，自動車の乗降など）
・余暇（庭仕事，ペットの世話，テレビの操作，本の出し入れなど）

図 家庭訪問で確認や検討すること

ルトイレやシャワーチェアなどの手入れ方法，おむつやベッドシーツなどの生活用品の準備についても確認します．さらには，介護保険で貸与した福祉用具は交換や返却が可能であること，そして，環境は状態の変化に応じて常に更新するべきであり，家屋改修や購入した福祉用具についても不足や不備があれば再検討が必要であることを理解しておいてもらいましょう．最後に，患者さんや家族に不安や不明な点がないかの確認も忘れずに行いましょう．

Ⅲ　退院支援編　退院支援

Q48 退院時のリハビリテーション指導とは，何をすることですか.

KeyWord　退院時リハビリテーション指導，介助・見守り，自主運動

- 退院後に起こりうるADLや疾病管理などの問題を予測し，その予防に必要な運動や活動の指導を行います.
- ADL能力の回復が見込める場合は，指導だけでなく継続的なリハビリテーションを検討します.
- 指導内容の定着のためには，患者・家族の理解度，家族の介護負担度，指導の有効性を考慮した個別性のある方法で，患者さんの保健行動の習慣化や家族によるケアが継続されるための支援も検討します.

解説1　退院時リハビリテーション指導の目的

　　退院後の在宅生活では，ADL，病気・生活の不安，疾病管理，仕事・社会生活など様々な問題が生じることがありますが，そのなかでもADLは問題を予測しにくいものであるようです（図1）[1]．療法士は，これらの問題発生の可能性を退院前に評価し，他職種と協力して予防的な指導を行います.

　　指導とは，"教え導くこと"であり，一方的な説明ではありません．相手が理解し，目的とする行動が実践できるようになることが必要です．したがって，一度きりの指導や体験ではなく，相手にとって効果的な学習方法が選択され，個別性をもって行われなければなりません.

　　医療における退院時リハビリテーション指導は，患者さんや家族等に対して，基本的動作能力や応用的動作能力，社会的適応能力の回復を図るための在宅での訓練等を退院時に指導することとされています．しかし，退院後も能力の回復が見込める場合は，退院時の指導だけでは対応が難しく，訪問リハビリテーションなどによる継続的な介入・支援を検討しましょう.

解説2　指導内容の定着の工夫

　　退院時に行った指導が在宅生活で定着するか否かは，患者・家族の理解度，家族の介護負担度，指導の有効性が関係します[2]．

　　指導内容の理解度を上げるには，口頭による説明だけでなく，まずは実演してみせ，その後に体験や実技練習を行うようにします．その際には，写真やイラストを用いた説明用紙を使用し，その内容を具体的に示すことが効果的です．退院後にそれを自宅の部屋に掲示してもらっておくことで，その方法をいつでも確認でき，実行の意識付けにもなります.

　　家族への介護指導では，在宅で行われる実際的な介護状況を設定し，その模擬体験を行っ

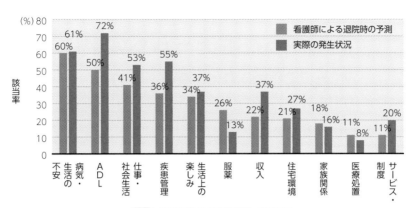

図 1 退院後の問題発生の有無

〔山本則子，杉下知子：退院指導と退院後の問題発生予測の評価―退院後の問題発生との対応から―．日本看護科学会誌 2000；**20**：21-28. を元に作図〕

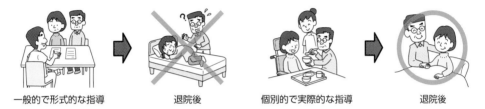

一般的で形式的な指導　　退院後　　個別的で実際的な指導　　退院後

図2 指導内容

てもらうことが必要です．単発的な体験やデモンストレーションで済ませずに，家族が介護の負担度を理解し納得しているかを確かめながら，現実的な内容・方法で指導しましょう．

　一般的に，介助によるケアよりも，見守りによるケアのほうが多くの時間を必要とし，介護者の負担は大きくなります．特にトイレへの歩行の見守りは介護負担が大きいため，その継続可能性を十分に検討しましょう．

　家族のがんばりたいという思いだけでは，日夜続く介護生活を続けることは難しく，冷静な評価と判断が求められます．また，介護には家族関係が大きく関係し，その本音を家族が言い出せていないこともありますので，家族の気持ちにも寄り添いながら一緒に考えていく姿勢が大切です．

　指導の有効性が感じられにくく，継続されにくいものの一つとして「自主運動」があります．その多くは，廃用症候群や体力低下などの予防を目的としており，それを行ったからといってADL能力が向上するものではありません．そのため，退院直後は実施されても，何かがよくなっているという実感が得られず止めてしまう患者さんが少なくありません．

　在宅での自主運動を継続できるようにするには，入院中から自主運動を日課として行い，それを生活習慣にしてしまうことが必要です．そのなかで身体の動きや体調の良さを実感してもらい，自主運動の有効性を理解してもらえるようにします．療法士は，退院後も自宅で無理なく楽しく実行できる運動の内容，方法，量，頻度を検討し，その継続に対する称賛や達成度のフィードバックなどによって動機づけを行い，患者さんの保健行動を支援していきます．

文献
1）山本則子，杉下知子：退院指導と退院後の問題発生予測の評価―退院後の問題発生との対応から―．日本看護科学会誌 2000；**20**：21-28.
2）小泉航二，村山幸照：脳卒中患者および家族に対しての退院時リハビリテーション指導の定着率とその要因．作業療法ジャーナル 2020；**54**：387-393.

Ⅲ　退院支援編　生活期への連携

Q49 病院から在宅チームへの申し送りにはどんな情報が必要ですか.

KeyWord 経過, 残された課題, 価値観

- 在宅では，入院中の病状の経過・医療の経過などは非常に有益な情報です.
- 入院中に聞かれた本人・家族の心配や，病院スタッフの考えている課題も大切な情報です.

解説 **1**　在宅ケアにおける情報共有の現状

　　医療情報が一元化されてチームにもたらされる仕組みのある入院時と違い，在宅ケアでは多職種・多事業所が関わることはめずらしくありません．しかし，その情報を適時に集約して在宅チームの参加メンバーで共有する仕組みは整っていないのが現状です.

　　地域ケアネットワークで顔の見える関係を築いている例や，在宅ケア専用のSNS (ソーシャル・ネットワーキング・サービス)を用いて利用者ごとにクローズドな情報についてタイムリーに共有できている例もみられますが，まだまだ十分とはいえません．特にICT (Information and Communication Technology)環境の整備については，利用できている事業所と利用できていない事業所とが混在している状況です.

　　このように，情報共有のしにくさが課題でもある在宅ケアですが，将来的には科学技術の進化・普及で解消されていく方向に向かうことが見込まれます.

解説 **2**　申し送りに必要な情報

　　退院時の医学的情報は，後からは収集しにくいため，主疾患や併存疾患の診断と治療状況そして予後予測およびリスクについて，退院時にまとめて得られることは貴重です．また，回復期リハビリテーション病棟などの入院中における目標設定，経過やアプローチ，本人や家族への説明と本人の心情，残された課題などは，生活期アプローチの貴重な手がかりとなります.

　　反対に，生活期において入手可能な情報，特に療法士が評価可能な情報についての重み付けはそれほど高くはありません．生活期へ移行するにあたって，リハビリテーションで必要と考えられる情報を過不足なく申し送ることが重要になります (表).

解説 **3**　医学的情報が少ないときの対応

　　急性期や回復期の病院で働いたことがある療法士が在宅で働き始めると，医学的情報が急に乏しくなり，不安になることがあると耳にします．今後，ICT環境の整備や地域ケアネット

表 申し送りに必要な情報

①基本情報	氏名，年齢（生年月日），性別	
	主疾患・併存疾患，障害名，現病歴，既往歴，要介護度	
②主訴・要望	退院後の生活に関する希望や不安など	
③評価	心身機能	精神・身体機能，起居・移乗・移動動作など
	ADL	コミュニケーション，食事，整容，更衣，トイレ動作，入浴，移動など
	IADL	炊事，洗濯，掃除，整頓，金銭管理，趣味，外出（自動車運転，交通機関利用），旅行，仕事，人的交流など
④個人因子	生活歴，職歴，趣味，社会的役割，信条，宗教，生活習慣など	
⑤環境因子	住居および活動範囲，家族構成，介護関連状況など	
⑥実施内容	目標設定	
	入院中のリハビリテーション内容と経過	
	退院後の生活に関する指導や自主運動など	
⑦その他	入院中の特記すべきエピソードなど	
	・入院中の病状や障害に対する受け入れはどうか	
	・今後の見通しや予後について医師からどのような説明がなされているか	
	・家族の理解や協力度合いはどうか	
	・退院するにあたって本人はどのように受け止めているか	

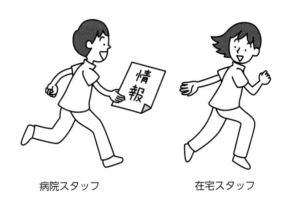

病院スタッフ   在宅スタッフ

ワークの進歩などによって，病院と介護・福祉事業所の間でも多くの医学的情報が共有されるようになるかもしれませんが，現状はまだまだといったところでしょう．

　在宅では，すべての医学的情報を把握することが難しいため，まず優先的に必要とされる情報を見極め，それらから収集するようにします．また，情報の入手が難しい場合，そのことを踏まえた柔軟な対応が必要になることもあります．収集できた一部の情報から，考えられうるリスクを予見し，どこまで行っていいのかを判断しながら進めていきましょう．理想とされるプログラムを一気に実施するのではなく，関係職種から少しずつ情報を収集しながら，安全で負担の少ないものから段階的に行っていきます．

　病院に比べて健康管理や生活の安全性は劣るかもしれませんが，自宅で生活したいという思いを尊重し，それが継続されるよう支援していくことが大切です．生活期のリハビリテーションにおいても医学的情報は重要ですが，それに偏ることなく，家で暮らすことの本人の喜びや価値観，家族の思いなどにも目を向けていきましょう．

Ⅲ　退院支援編　生活期への連携

Q50 退院時のリハビリテーション計画に どのように関わるとよいでしょうか.

KeyWord リハビリテーション計画，意見交換，リハビリテーションマネジメント

- 退院後のリハビリテーション計画は，ケアマネジャーのケアプランに基づいて実行されますが，その基本は退院前に行われるサービス担当者会議です.
- リハビリテーションが円滑に継続されるには，サービス担当者会議における入院中の情報の提供や回復期スタッフとしての意見が重要です.
- リハビリテーションマネジメントの視点をもち，在宅チームと協働していくことが大切です.

解説1　生活期におけるリハビリテーションマネジメント

　　生活期のリハビリテーションの目的は，日常生活の活動を整え，家庭や社会での参加を可能とすることです．そのためには，アセスメントや計画の基本的な考え方などをケアマネジャーと調整し，サービスに関わる事業所やスタッフに対して必要な情報提供や提案を行うリハビリテーションマネジメントが大切です.

　　ケアマネジャーによる居宅サービス計画は，患者さんの総合的な援助方針や解決すべき課題と目標が立案されたものです．したがって，リハビリテーションの具体的な内容や留意点がケアマネジャーから各事業所に提供されていることは少なく，療法士と各スタッフの間での情報や意見の交換も必要かもしれません．生活期では複数のサービスを寄せ集めただけの集合型ケアでなく，多職種がチームとなり主体的に協力し合う協働型ケアを行うことが重要です（図1）.

解説2　退院時のリハビリテーションマネジメント

　　退院時に情報提供書を居宅サービス事業所等に提供することは，回復期リハビリテーション病棟での一般的な業務です．しかし，情報提供書を送っているだけでは，それが役立てられているとはかぎりません.

　　提供する情報は，相手にとって有用で，ケアサービスに活用されるものでなければなりません．また，職種によって情報の理解度が異なりますので，退院時の情報提供は文書で行うとともに，電話や対面でも伝え，正しく確実に理解してもらうようにします.

　　回復期リハビリテーション病棟の療法士は，患者さんを生活期に送り出すという立場に留まらず，生活期における最初のリハビリテーションマネジメントを行う役割を担っています．退院後の居宅サービス計画の立案に積極的に関わる姿勢が重要です.

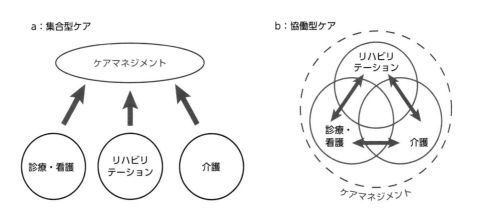

図1 集合型ケアと協働型ケア

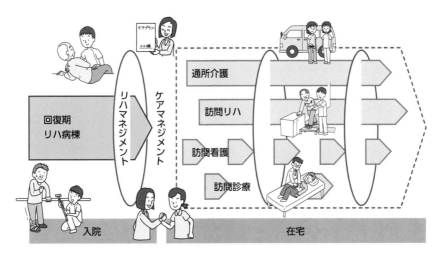

図2 退院時と在宅で行われるリハビリテーションマネジメント

解説3 ケアマネジャーと居宅サービス事業所への情報提供

　ケアマネジャーへの情報提供は文書で行うことが基本ですが，リハビリテーションの課題が複雑な場合などはケアマネジャーに連絡をし，詳細な情報や留意点などを伝え，居宅サービス計画に反映してもらえるよう依頼しましょう．

　訪問介護や通所介護などを利用する患者さんでは，介護スタッフのケアによって長期的な生活機能の改善やQOLの向上が期待できる場合もありますので，患者さんの能力が効果的に発揮されるケア方法等を伝えるとよいでしょう．介護指導の内容は書面化し，家族だけでなく居宅サービス事業所とも共有するなど，情報が効果的に活用される仕組みを考えることも大切です．

　外来リハビリテーションなどで継続的に関わる場合もあると思われますが，情報提供は画一的ではなく，患者さんのニーズに応じて，必要な職種に，必要な情報を，必要な時期に提供していくようにしましょう．

Ⅲ　退院支援編　生活期への連携

Q51 退院時は，ケアマネジャーに情報提供書を渡すだけでよいでしょうか．

KeyWord 　情報提供書，申し送り，情報交換

- 文書による情報伝達は，誰でも見返すことができるため有益ですが，一方的になりやすいというデメリットがあります．
- 対面による双方向のコミュニケーションをとることで，有効な情報提供が可能になります．

解説 1 情報提供書だけで情報は十分か

　回復期リハビリテーション病棟の退院時には，在宅サービスを担当する人を対象に，情報提供書などの申し送り文書を作成し，送付することが求められるので，多くのスタッフが情報提供書の作成を行っていることでしょう．その情報提供書は果たして送付するだけでいいのでしょうか．情報提供書には，要点しか記載することができないので，「これを送付するだけで十分な情報が伝わるのだろうか」と疑問を感じることがあるかもしれません．

　確かに，情報提供書は最小限度の情報を伝えることはできますが，在宅での生活支援を行うために十分な情報とはいえません．そのため，情報提供書だけでは十分な情報を伝えることができず，別の文書を作成することもあります．また，病院独自の退院時サマリーのフォームをもち，情報提供に用いていることもあります．

　どうしても伝えたい内容がある場合にはこれらの方法は有効でしょう．文書が残り，誰でも見返すことができるため有益です．しかし，こうした文書による情報伝達は一方的になりやすく，必ずしも相手が欲している情報が記載できているとはかぎりません．

解説 2 口頭のやりとりに勝るものはない

　情報は送りつけただけではあまり役に立たないことが多いのが実情です．関わりがあまりない施設間などでは，文書作成側の意図が伝わらない場合もあります．情報提供書を役立たせるためには，情報提供書を送った後に，内容を口頭で確認する工程がとても重要になります．特に決まりがあるわけではありませんが，情報提供書を作成した病院の療法士が直接電話をかけて確認する方法が取り組みやすいでしょう．

　また，情報提供書の要点について，相手が理解できたかどうかも重要になります．例えば，病院側で想定した退院後の課題を，在宅での生活支援においてどう捉えて対処していこうとしているのか，について意見交換ができると，相手の理解や考えていることがわかります．その場合，さらに必要な追加情報を提供することもできます．

解説 3　ケアマネジャー以外に申し送るべきか

　　理想としては，ケアプラン上に載っているサービスを担当する職種がお互いに連絡をとることが望まれますが，業務上の制約もあるため，なかなか難しいのが実情です．前段の確認時点で十分な申し送りがなされていれば，改めて他の職種への連絡は必要ないでしょう．ただし，専門職種間でないと伝わりにくい内容は，積極的に情報交換する必要があります．

　　在宅サービスのスタッフから連絡をいただく場合もあります．そのような問い合わせには快く応えていくことが重要になります．入院チームと在宅チームの連携がより適切なアプローチにつながることを念頭に置くことが大切です．

🔗 **Memo**　　**ちょっと困った情報提供書!?**

....

　　在宅サービスにあたって，情報提供書が送られてくると，訪問前の情報として有益なのは間違いありません．しかし，せっかく貴重な時間を割いて作成しているわけですから，より有益な文書にする努力を重ねていくことも大事なことです．たかが情報提供書ではなく，されど情報提供書です．情報提供書の受け手である生活期の療法士の視点で"ちょっと困った情報提供書"の例をまとめてみました．

・文書が長く，何枚にもわたって書かれている．
　→ 最後まで読んでいる時間がないこともあります．1ページに収まるくらいの分量がうれしいです．
・入院から退院までの内容を事細く漏らさず記載している．
　→ リハビリテーションの課題が何だったのか，わかりにくくなります．要点を絞って記載してください．
・実施したすべての機能評価の結果を羅列している．
　→ どこが重要なのか，逆にわかりにくくなります．ポイントとなる項目だけで大丈夫です．
・訓練プログラムが詳細に書かれている．
　→ 環境が違うため，そのとおりのことを行うのは難しいです．生活方法や自主運動などで指導したことは具体的に教えてください．

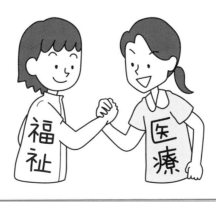

Ⅲ　退院支援編　生活期への連携

Q52 退院後も機能訓練の継続が必要ですが，適当な介護事業所がみつかりません．

KeyWord　機能訓練，活動，介護事業所

- 療法士による十分な機能訓練を行ってもらえる介護事業所がみつからないときは，介護のなかでの"活動"の仕方やケア方法を工夫することで，患者さんの心身機能が発揮されるようにすることを考えてみましょう．
- 介護職に対しては，患者さんのリハビリテーションの必要性や可能性を説明し，その具体的なケア方法や注意点をわかりやすく伝え，各事業所で継続的に実行可能なことを共に考え，依頼していきましょう．

解説1　"活動"を通した機能訓練からの転換

　発症後は，心身機能の回復を目的とし，集中的な機能訓練が中心に行われます．回復期リハビリテーション病棟でも，入院時は機能訓練が中心となりますが，退院に向けて在宅生活を想定した活動・参加の向上や再建を目的とした包括的なアプローチへと段階的に切り替えていきます．

　退院後においても介護保険サービス事業所（以下，介護事業所）などでの継続的なアプローチを必要とされる人がいます．近年では通所リハビリテーションのほか，通所介護事業所にもPTやOTなどが配置される傾向にあり，退院後も継続して運動指導や生活指導が提供されやすくなっています．ただし，入院時とは異なり，個別に対応できる時間が少なく，回復期リハビリテーション病棟と同じ対応は求められません．

　よって，心身機能の回復が目的であっても，その対応には工夫が必要となります．例えば，身体機能に対しては，入院時では関節運動や動作を徒手で誘導する"運動・動作"の促通手技や練習が行われますが，前述のような介護事業所ではトイレへの移動，入浴時の移乗，着替えなど"活動"の場面で心身機能の反映を評価しつつ"活動"の仕方を支援・誘導することを基本とします．"活動"の実行によって"機能"を改善させ，その"機能"を使って"活動"能力を向上させ，生活での実行レベルや範囲を拡大していきます．このように，身体機能は独立したものではなく，動作や活動などと相互作用する一連したものであり，相互作用を考えることが大切になります．

　介護事業所の療法士の重要な役割は，患者さんの機能や能力の状態や可能性を常に把握し，それらを活動に活かし実用化させられること，また，日常生活をプランニングすることです．そして，そのプランをケア方法などの日常的な介護と連動させていくことです．

　療法士による個別訓練提供から発想を変え，自主トレーニング，生活活動（質・量）の提案や

助言，心理的サポート，生活環境の整備，多職種協働への働きかけなど，様々なアプローチを駆使することが重要です．

解説 **2**　**介護職によるリハビリテーションへの関与**

　　療法士が在籍する介護事業所では，心身機能の評価や改善に向けた方法を伝達しやすい環境にありますが，そうでない事業所では，退院時点で介護職に何らかの形で伝えていくことが必要です．介護職もリハビリテーションの必要性は認識していますが，自立支援に関して，日々のケアにどのような意味や効果をもてるのか，具体的方法などについて十分に理解できていないこともあるからです．このような場合，より具体的なケアの要点をわかりやすく伝える必要があります．例えば，写真やイラストを用いた情報提供書を使ったり，実際のケア方法を退院前に見学してもらったりすると有効でしょう．また，一方的な伝達で終わらず，疑問点をすぐに聞いてもらえるように日頃から双方向の関係づくりをしていくことも大切です．

　　在宅生活において心身機能が維持・向上され，自立支援や重症化予防が行われていくには，リハビリテーションの必要性や可能性を十分に説明していくことが大切です．各介護事業所の方針や専門職配置等を理解しつつ，継続的に実行可能なことを一緒に考え，事業所に合わせて，相手が受け止められる形にして依頼していきましょう．

∽ Memo　**外来，訪問，通所の選び方**

　退院後のリハビリテーションは，外来，訪問，通所などで行われますが，これらはどのように選べばよいのでしょうか．

　社会保険制度上，外来は医療保険，訪問は医療保険または介護保険，通所は介護保険が適用されるという違いがあり，原因疾患，被保険者であるのかなどによって，利用できるサービスが変わります．

　リハビリテーションの目的別にみると，外来は「疾病の管理」と「個別療法」に適していますが，「自宅ADL」や「社会活動」へのアプローチは難しいと思います．訪問は「個別療法」や「自宅ADL」に適していますが，「疾病の管理」は訪問看護などを併せて行う必要があるでしょう．通所は入浴や食事などの「介護支援」や，人との関わりを生み出す「社会活動」の支援に適していますが，十分な「個別療法」は難しいことが多いと思います．

　退院後，患者さんにどのような支援が必要かを本人や家族と相談し，安全・安心で希望や喜びを持ち続けられるリハビリテーション支援を考えていきましょう（図）．

	外来	訪問	通所
疾病の管理（健康）	○	×	△
個別療法（機能・能力）	○	○	△
自宅ADL（活動・環境）	×	○	△
介護支援（健康・活動）	×	×	○
社会活動（参加）	×	×	○

適用可能な保険　　医療保険
　　　　　　　　　介護保険

図　**リハビリテーションにおける外来，訪問，通所の特長**

Ⅲ　退院支援編　生活期への連携

Q53 ADLの回復がゴールに達していれば，生活期でのリハビリテーションは必要ないのではないでしょうか.

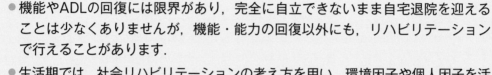

KeyWord　ADL回復，社会リハビリテーション，社会生活力

A
- 機能やADLの回復には限界があり，完全に自立できないまま自宅退院を迎えることは少なくありませんが，機能・能力の回復以外にも，リハビリテーションで行えることがあります.
- 生活期では，社会リハビリテーションの考え方を用い，環境因子や個人因子を活用し，生活に働きかけることで，その人の社会生活力を向上させ，その人ごとの参加を拡げていくことが大切です.

解説 1　やがて機能・能力の回復はみられなくなる

　　脳損傷発症直後には機能・能力の回復がみられ，リハビリテーションが集中的に行われます. しかし，やがて機能・能力の回復がみられなくなり，ADLの障害が残った状態で生活期を迎えることになることもあります. とはいえ，機能・能力の回復の終了はリハビリテーションの終了ではなく，むしろそこからがリハビリテーションの真価が問われるステージに入るともいえます.

解説 2　全人的な支援が必要となる

　　リハビリテーションは機能・能力の回復に留まらず，環境調整なども駆使し，その人の社会的統合を達成することである，といわれています. これは，後のICFにつながり，生活機能を心身機能・構造，活動，参加の3つの側面で捉え，環境因子や個人因子を含めた全人的な支援が必要である，とする考え方につながっています.

　　療法士が身につけておくべきリハビリテーションの手法には，医学リハビリテーションと社会リハビリテーションがあります. 特に生活期では，機能・能力には明らかな変化がみられにくくなる時期だからこそ，環境因子や個人因子を活用したリハビリテーションが展開されなければなりません. これには社会リハビリテーションの手法が重要となります.

　　改めて社会リハビリテーションについて考えてみましょう. 国際リハビリテーション協会によると，社会リハビリテーションとは「社会生活力（social functioning ability）を高めることを目的としたプロセスである」とされており，社会生活力とは「様々な社会的な状況のなかで，自分のニーズを満たし，一人ひとりに可能な最大限の豊かな社会参加を実現する権利を行使する力」とされています.

　　つまり，社会リハビリテーションとは，障害へのアプローチではなく，障害をもった「人」

の生きていく力を高め，自分らしく生きることを援助することである，といえます．ここでいう「人」は家族を含めて考えることができます．

解説 3　社会生活力を向上させる

　社会生活力を構成する要素には，8つの要素があるとされています（**表**）[1]．社会生活力を向上させるために療法士ができることについて事例をもとに考えてみましょう．

　右片麻痺と失語症があるAさんは，歩行速度も遅く，会話も障害されていましたが，人と関わることが好きで，失語症友の会や意思疎通支援者養成研修のボランティアに自ら進んで参加し，自分にできることは積極的にやろうと努め，挨拶などの役割を率先して行っていました．Aさんのこうした様子があり，言語聴覚士の養成校から学生の会話練習の協力者として声がかかるなど，活躍の場や社会的役割が拡がっていきました．

　Aさんには，歩行障害やコミュニケーション障害がありますが，一方で，たくましく社会を生き抜いていく「社会生活力」があるのだと思われます．前向きで，少しのことではへこたれない強さをもち，できるかもしれないと感じたことにはどんどん挑戦していく力です．

　初めからAさんのような人は決して多くないでしょう．病気になった後に自信を失い，自ら活動できなくなっている人に対しては，まだできることがあるということに気づいてもらい，様々な機会を提供し，一歩踏み出す勇気をもてるように働きかけていくことが重要になります．生活期では，環境因子や個人因子を活用し，生活に働きかけることで，その人の社会生活力を向上させ，その人ごとの参加を拡げていくことが大切です．

　療法士には，培ってきた医学・医療の専門知識・技能を土台に，その人の自己理解や自己能力の拡大を支えながら，その人の周囲（家族，地域，行政等）への働きかけを行い，主体的な生活の実現に向けて，社会生活力を高めるための支援も求められています．

表　社会生活力を構成する8つの要素（奥野英子による）

1. 自分の障害を正しく理解する
2. リハビリテーションサービスにより，できることを増やす
3. さまざまなサービスを権利として活用する
4. 足りないサービスの整備・拡充を要求する
5. ボランティアなどの支援を依頼する
6. 地域や職場の人たちとよい人間関係を築く
7. 主体的・自立的に，楽しく充実した生活をする
8. 障害について，周りの人たちの理解を高める

〔奥野英子：社会リハビリテーションと社会生活力．奥野英子（編著）：障害のある人のための社会生活力プログラム・マニュアル　自分らしく生きるために．中央法規出版，2020：p.4.〕

文献
1）奥野英子：社会リハビリテーションと社会生活力．奥野英子（編著）：障害のある人のための社会生活力プログラム・マニュアル　自分らしく生きるために．中央法規出版，2020：p.4

Ⅲ　退院支援編　生活期への連携

Q54 退院前に行った住宅改修が失敗作だと在宅スタッフに言われてしまいますが，どうしてでしょうか.

KeyWord 住宅改修，生活空間，福祉用具

- 退院時に生活環境を万全に整えなければいけないと考えてしまいがちですが，退院後の生活では退院時に気づかないことが起こってくる可能性があります.
- 退院後に徐々に整えることを想定して，退院時は自宅で生活を開始できることを目標に，必要最小限の環境調整にとどめる家屋改修計画とするとよいでしょう.

解説 1 住宅改修の失敗作とはどういうものか

　退院前の家屋評価時に，「念のため」「せっかくだから」という考えで，必要以上の手すりを設置していないでしょうか. また，段差があるという理由だけで，安易な改修工事を行っていないでしょうか. このような環境調整が行われている場合，退院後に，それらが要らなくなっていることがあります. また，患者さんやその家族の生活様式や活動範囲が変わることで，せっかく改修した場所であっても実際にはほとんど使われていないことがあります.

　反対に，必要な場所に手すりが設置されていなかったり，想定した以上に患者さんの活動範囲が拡がり，追加の改修が必要になったりすることもありますが，改修計画は入院中に立てられ，実際に生活を始めてからわかることも多いため，必然的なことです.

　現在の介護保険制度では，住宅改修費の支給限度基準額は20万円と定められています（令和3年度）. もし，退院時の住宅改修で，この支給限度基準額の全額を使ってしまっていると，追加の住宅改修費はすべて自己負担となってしまいます.

　このように，無駄な住宅改修が行われていたり，退院後の修正の可能性を見越した計画がなされていなかったりすると，"住宅改修の失敗"と言われてしまうかもしれません.

解説 2 住宅改修に対する意識を変える

　退院後，患者さんは自宅で生活するなかで動作の習熟が進んでいく可能性があります. あるいは，家庭訪問した際に想定していなかった生活空間を使用し始めるかもしれません. なかには，退院後に状態の悪化が予測されている患者さんもいます. このような状況が想定されるため，「退院時に万全な状態に家屋を整える」ことは必ずしも妥当とはいえません. つまり，退院時は「必要最小限の住宅改修」とし，実際に生活を始めてから徐々に必要な家屋状況を整えていくといった手順を踏むとよいのではないかと考えます.

　それは，転倒リスクに対応しないとか，無理をしてまで家族の介護でまかなうといったものではありません. 例えば，レンタル可能な福祉用具で対応し，退院後の生活の様子をみて，

住宅改修を検討する方法があるでしょう．据え置き型の手すりを設置して様子をみる，車椅子移動の患者さんが上がり框（かまち）や屋外階段に可搬型スロープを設置して自宅の出入りを可能にしておくといったことです．また，必要最小限の生活空間のみ住宅改修を施し，徐々に生活空間の拡がりに合わせて住宅改修を追加するといった方法もよいでしょう（図）.

　このように，まずは，「退院後の生活をスタートできる状態に整える」といった意識で，福祉用具の活用や生活空間の範囲を考慮した住宅改修を計画してみてはいかがでしょうか．その際，「生活してみないとわからないとおっしゃっているので，据え置き型の手すりを設置しました．退院後の経過をみて，手すりの設置を検討してほしい」等，住宅環境の整備に関する意図や，経過をみてほしい部分を担当ケアマネジャーや担当療法士に申し送ることが重要です．

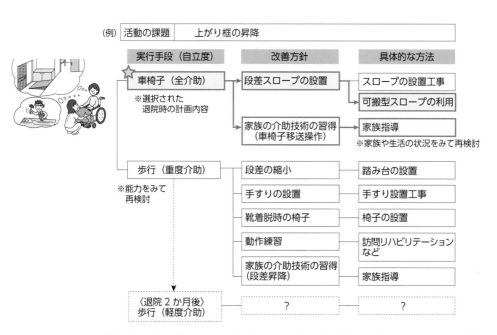

図　退院時の住宅改修計画の考え方（状態・状況変化の可能性の想定）

💗 作業療法士の ひとこと　**「家族が暮らす家」と「住宅改修の提案」**

　私が担当した女性の患者さんは，歩行の獲得が難しく，車椅子移動で自宅退院となりました．道路から家屋内への車椅子でのアクセスが課題となっていたのですが，私は道路から一番近い居間の掃き出し窓のところに昇降機の設置を提案しました．しかし，退院時に確認すると昇降機は設置されていませんでした．

　患者さんの夫から説明をうかがうと，一緒に暮らすお婿さんが道路からの通路と玄関内のスロープを木材で手作りしてくれたとのことでした．私は随分と大掛かりなことをしたものだなと感じたのですが，患者さんの夫は「木製なら私たち夫婦がいなくなったら外して燃やしてしまえばいいから… これでいいんですよ」と納得した表情でぽつりとおっしゃいました．その言葉には，お婿さんがスロープを手作りしてくれたことへの感謝の気持ちと，家を引き渡すことを考えた娘さん夫婦への思いが込められていました．患者さんの動作や家屋構造にばかり目を奪われて，家は家族の暮らしの場であることを忘れてはいけないと感じた事例でした．

Ⅲ　退院支援編　生活期への連携

Q55 下肢装具の再調整や修理などの
フローアップで困っています.

KeyWord　下肢装具，装具メンテナンス，外来フォローアップ

- 在宅生活が継続されていくなかでは，下肢装具の不具合や破損，身体機能の変化が必ず生じますので，それらの定期的なチェックが欠かせません.
- 退院時には，外来や通所リハビリテーション等で，医師やPTによる下肢装具のフォローアップが行える連携・協力先を決めておくとともに，障害の重度化予防を図ることが大切です.

解説 1　退院後の下肢装具の問題

　多くの場合，下肢装具の製作は入院中に行われ，ほとんどは病院環境で評価・調整が行われます. 自宅に退院した後は，歩行する目的，場所，場面，路面状態，距離，頻度などが患者さんによって様々であるため，入院中とは異なる装具機能や歩行能力が必要とされることもありますので，それらを十分に想定して装具の製作・適合を行うことが大切です.

　回復期リハビリテーション病棟のスタッフは，装具を製作して終わるのではなく，退院後の生活に合った装具の調整や使用練習，装具のメンテナンス方法や皮膚チェックの指導なども行うことが必要です. 特に在宅では患者さんの自己判断でベルトを緩めて使っていたり，装具の不具合や破損があっても放置されていたりすることもありますが，それらによって筋緊張の亢進や関節拘縮，それが原因で歩行能力の悪化や足部の創傷などを起こしてしまう恐れがあることを十分に説明します.

解説 2　下肢装具のフォローアップ

　PTが装具のフォローアップに関与している比率は，医療機関で78%，在宅サービス事業所で80%であり，その関与していない理由としては「必要な知識の不足」(49%)，「必要な技術の不足」(45%)，「時間がない」(44%)といったものが多いようです[1]. また，装具の専門職である義肢装具士が関与している比率は，医療機関で56%，在宅で42%であり，多職種でのフォローアップが十分でない場合があるようです[1].

　PTが下肢装具に関する知識と技術を身につけ，義肢装具士と積極的に関わりをもっていくことが基本となりますが，病院や部門としてのフォローアップ体制を整えていくことも必要です.

　退院後の下肢装具の相談先や修理業者などは，患者さんが退院する前にあらかじめ決めておき，その連絡方法も含めて家族にも伝えておく必要があります. 下肢装具は，日常的なメンテナンスも必要ですので，それらを記載したパンフレットや冊子を用意し，患者さんに渡しておく

ともよいでしょう.

　退院後は装具を製作した医療機関での定期的な外来フォローアップを行うことが望ましいのですが，通院が難しい場合，リハビリテーション科の医師やPT等がいる医療機関または通所リハビリテーション事業所などで定期的なチェックができる連携・協力先を決めておきましょう.

　退院時には下肢装具を必要としていなかった患者さんでも，加齢による虚弱化や下肢の過緊張などによって歩行機能が低下し，下肢装具を必要とする状態になることがあります．このような状態を早期に発見し適切な対応を迅速にできるよう，生活期リハビリテーションにおける下肢装具のフォローアップと障害の重度化予防を図っていくことが重要です.

∞ Memo　治療用装具と更生用装具

　入院中に製作される装具は，治療用装具が多いと思います．これは疾病または負傷の治療遂行上必要なものとして医師の指示によって健康保険等を用いて製作されるものです.

　一方，補装具の一種である更生用装具は，日常生活を送るうえで必要な移動等の確保，就労場面における能率の向上等を目的に，障害者総合支援法に基づき身体障害者更生相談所等の判定によって支給されるものです.

　これらは耐用年数が定められており，これに満たない場合の再製作は特別な場合を除いて認められません．ちなみに，短下肢装具の耐用年数は，両側支柱タイプは3年，硬性（支柱なし）タイプは1.5年です.

　治療用装具と更生用装具は，その目的や適用制度が異なりますので，条件を満たせば，それぞれで製作することができます（図）．また，その耐用年数を考えながら製作時期を決めて，予備の装具を備えておけば，急な装具の破損によって修理が必要となっても在宅でのADLを継続することができます.

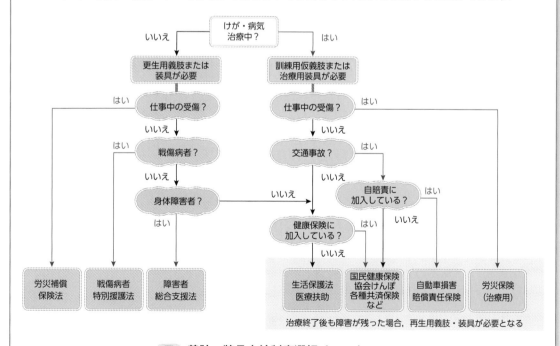

図　義肢・装具支給制度選択チャート
（佐々木義肢製作所ウェブサイトより）

文献
1) 日本支援工学理学療法学会：理学療法士の福祉用具・義肢・装具支援に関する実態調査報告書. 平成29年3月.

IV 生活期リハビリテーション編

Ⅳ　生活期リハビリテーション編　生活期の理解

Q56 生活期は，維持期ともいわれますが，何か違いがあるのでしょうか.

KeyWord　回復時期，維持期，生活期

A
- 心身機能の回復には限界があり，その後はそれが重症化しないように維持することが大切となります.
- しかし，その状態であっても人や社会の関わりによって生活や人生を向上したり，拡げたりすることができます.
- 生活機能の回復時期を機能などの障害の側面から捉えているのが「維持期」であり，生活や人生の側面から捉えているのが「生活期」です.

解説1　生活期とは

　病期は一般に「急性期」「亜急性期」「慢性期」に分かれますが，リハビリテーション医療においては，その「慢性期」は「維持期」といわれていました. それは，脳卒中モデルの障害回復パターンにおいて発症後6か月ほどで明らかな改善が認められなくなり，リハビリテーションの目的が「生活機能の維持」となることによります（「亜急性期」は，「回復期」に相当する時期です）.

　しかし，機能が回復しないからといってリハビリテーションの目的が「維持」のみであるかといえばそうではありません. 生物としての心身機能の回復は見込めなくても，「生活」のなかで残存機能や用具などを最大限に使い，新たな方法や違った方法で「活動」を行うことを学習していくことができます. また，「活動」する能力が変わらなくても，その「生活」のあり方に対する価値観や考え方が人や社会と関わるなかで変わり，そこに生きがいや満足が見出されていくこともあります.

　このように，疾病や障害という面だけでなく，生活機能全体から患者さんを人として捉えることによって，それまで見出せていなかった生活や人生の向上や拡がりの可能性を発見することができるでしょう.

　これらのことから，最近では「維持期」を「生活期」と考えることが増えています. リハビリテーションはADLの維持に止まるものではなく，QOLの向上を目的として行われるものです. したがって，それらは医療スタッフだけでなく，保健・福祉などを含む一般社会すべての人々の関わりによってなされていくものです. 必ずしも科学的でない用語が使われていることに医学者は違和感を覚えるかもしれませんが，あえて「生活期」という用語が使われているのは，それが患者さんの人間性や社会性を最も大切にしなければならない時期だからです.

解説 **2**　生活と人生の再建を行う生活期リハビリテーション

　　生活期は一つの時期のことを指しますが，その始まりや内容は人それぞれで一律ではありません．例えば，脳卒中発症後6か月を過ぎていても，自宅生活のなかで積極的に手を使う活動を行い続けることで，運動麻痺の改善が起こる患者さんがいます．また，失語症の患者さんで，言語機能の障害が残っていたとしても，様々な人とのコミュニケーションの機会をもつことで，いろいろな伝達手段を試行錯誤し，自分の意思を少しずつ伝えられるようになっていく人もいます．このような場合，「回復期」が長く緩やかに続いているともいえるでしょう．あるいは，「回復期」と「生活期」が混在している時期といえるかもしれません（図）．

　　また，退院後すぐの時期は「生活期」とされることが多いと思いますが，病院から自宅へと生活環境が大きく変わることで，そのすべてのADLは新しい環境に合わせて適応し直すことが必要です．残念ながら，自宅では，病院で獲得した動作能力がそのまま使えるとは限らず，それぞれの自宅環境のなかでリハビリテーションを改めて行うことが必要です．完全な計画と練習・調整を入院中に行えていたとしても，実際の自宅環境での生活は退院後でなければ誰もわかりません．退院直後の時期は，生活と人生の再建を行うリハビリテーションにおいて最も重要な時期といえるでしょう．

　　生活に楽しみもなく，自宅で閉じこもりがちの毎日を過ごしている人では，機能の維持どころか，徐々に低下してしまう場合があります．このようにならないようにするには，維持のための"機能訓練"ではなく，生活自体を活動的なものにするための"生きる目標や楽しみ""人生を共にする家族や仲間の関わり"が大切となります．これらが日々の暮らしのなかで患者さんの意欲や行動を誘発し，結果的に心身機能の低下を防止してくれます．生活期のリハビリテーションは，疾病や障害の重症化予防のためにも欠かせないものです．

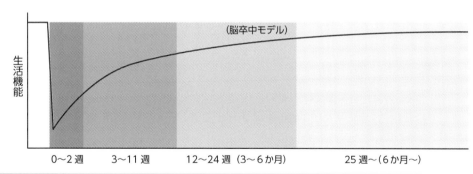

疾病* disease	急性期	亜急性期	早期の慢性期	慢性期
障害 disorder, ADL	－	（機能）	回復期 →　　（活動）	維持期
社会性 QOL	－	－	生活期 （参加）	

*参考：Wu P, Zeng F, Li Y, et al.: Changes of resting cerebral activities in subacute ischemic stroke patients. Neural Regen Res 2015; **10**: 760-765.

図　疾病・障害・社会性の回復時期による分類

Ⅳ　生活期リハビリテーション編　生活期の理解

Q57 訪問の場面で，マナーが悪く常識がないと患者さんに言われたのですが，何が悪いのかわかりません…

KeyWord　マナー，常識，サービス提供者

- マナーはしかるべきとされる行儀・作法のことで，社会人として身につけておく必要があります．訪問の場面では，患者さんのプライベートな空間に上がり込むわけですから，訪問する者の態度として，特に注意する必要があります．
- 患者さんからの評価は，専門職としての技量だけではなく，責任をもったサービス提供者であることも含まれます．マナーや一般常識については，常に振り返る努力を怠らないようにしましょう．

解説1　マナー

　マナーとは，人と人が関わるなか，その場面ごとでしかるべきとされる行儀・作法のことで，社会人として身につけておくべきものといえます．利用者とサービス提供者との関係を円滑に築くためにも，一般的な内容については，自身の知識や日常のふるまいと比較して，事前に確認しておく必要があるでしょう．

　訪問の場面では，患者さんのプライベートな空間（自宅）に上がり込むわけですから，訪問する者の態度として，特に注意する必要があるといえます．患者さんから指摘されたときは，自身の知識不足を謝罪し，どの点が常識と異なるのかを素直に教えてもらうという姿勢も必要かもしれません．

解説2　社会人としての常識

　現在の高齢者の多くは，その世代を考えても，若いときから一般常識やマナーを厳しく教え込まれた経験があり，臨床場面で実際に話していると言葉の端々から感じることもあります．もちろん個々人の経験によって範囲は異なりますが，一般常識やマナーに反することが非常に気になり，それが人に対しての信頼に関する評価につながる場合があることも知っておきましょう．

　例えば，「技術力が高い」「専門的な説明を丁寧にしてくれる」など，患者さんから評価されることはあるでしょうが，専門職としての技量だけではなく，その背景に"社会人として意識されている"ということがあることにも気をつけるべきです．訪問の場面では，病院などの施設で働いている場合よりも"個々の療法士が責任をもったサービス提供者である"と意識されやすいと考えるのが自然です．

　改めて，社会人として気をつけるべきことについて表にまとめました．これらだけでなく，

上司や先輩の意見，一般常識やマナーの参考書などで確認し，自身で常に振り返る努力を怠らないようにしましょう．

表 **社会人として気をつけるべきこと**

言葉づかい	丁寧語，場合によっては敬語を使用する 慣れ慣れしい言葉や口調は基本的に使用しない（相手は友人・知人ではない）
約束事	守る．訪問時間には遅れない（早すぎるのもよくない） 約束する内容はその場で必ず再確認する
所作	挨拶はしっかりする．脱いだ靴は必ず揃えて向きを正す 道具や鞄は揃えて置く．事前に置く場所の確認をとる 自分の家のように振る舞わない（勝手に行き来しない） 通された以外の場所の行き来，別の部屋の見学は丁重に願い出る
個人情報	プライベートな内容を聞くときは，断りを入れながら，慎重に聞く
贈り物	初回時に，事業所としての態度を説明し，頂かないようにする

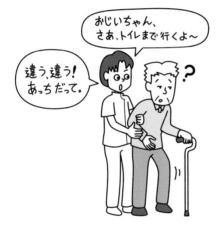

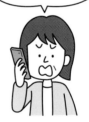

💬 **訪問療法士のひとこと**　　**利用者さんの要望をどう考えるか**

　訪問療法士の仕事をしていると様々な要望を受けることがあります．紹介時に，「"事業所でオーダーを受けるのは女性がよい""安心できるので男性がよい"といった性別関係」「"若い担当者がいい""経験豊富な担当者がいい"といった年齢関係」の要望，もっと詳しいと，「〇〇療法が可能な担当者」といった細かい要望も増えてきているのを実感しています．また，訪問後も，要望には強弱があり，管理者に対しても「時間に遅刻するので…」「無口だから…」「相性が悪いから…」担当者を変えてほしいといった要望があり，このような要望は訪問リハビリテーションが少なかった当初はありませんでしたが，今はありふれた要望といえるでしょう．需要と供給の関係で，事業所が増え，選ぶことができるようになったからかもしれません．

　訪問療法士としては，利用者さんの要望にできるだけ応えたいと思う反面，過度に細かい要求や自身ではどうしても適応できない要求などは少し釈然としない気持ちにもなります．医療は利用者さん中心であるべきなのは変わりませんが，一方で，医療もサービスを提供する一般の業態と変わらないことを前提とすると，何を受け入れ，何を受け入れないかという線引きを事業所としてどうするか，個人としてどう考えるかは深いテーマといえるでしょう．一度，あなたの中にある"基準"を見つめてみてはいかがでしょうか．

Ⅳ　生活期リハビリテーション編　生活期の理解

Q58 生活期では機能回復が難しいとされていますが，療法士には何ができますか.

KeyWord 機能回復，再評価，生活の立て直し

- 機能回復が難しい場合でも，環境を整備し，残存機能を活用することで生活の立て直しを援助していく役割があります．同時に，価値観の転換も促していきましょう.
- 機能回復がどのように難しいのか，今一度，丁寧に評価しましょう.

解説 **1** 機能は本当に回復しないのか

　一般的に，末梢神経損傷では約1年，脳損傷による高次脳機能障害では数年あるいはそれ以上にわたって緩やかな回復を示す場合があることがわかってきています．生活期の患者さんであったとしても，このような科学的知見をもとに，心身機能の状態を専門的に評価し，回復や改善の可能性を探索し続けることが必要です.

　疾病，発病からの期間，年齢，残存機能，環境，現在の状態など，様々な側面から患者さんを捉え直し，機能回復に作用しうる因子はないか考えてみましょう．機能の回復や活用の余地はあるのか，それはどのように生活に反映させうるのか，環境整備によって回復を促せないのか，生活期であっても，機能に対して療法士がしなければならないことはたくさんあります．臨床家であるならば，機能や能力の回復の限界と可能性の両方を客観的に見極め，課題に応じた介入・支援を行っていきましょう.

解説 **2** 生活期のリハビリテーション目標

　発病からの機能回復は，疾病によって異なりますが，脳卒中では概ね1か月・3か月・6か月を目安に，機能回復曲線が平坦になっていきます．したがって，在宅生活が始まる生活期には，機能回復は見込めない，あるいは緩やかになっていることが一般的です.

　機能回復を促す各種療法を行うのは，リハビリテーションの基本中の基本です．しかし，機能回復が難しい場合には，同時並行的に残存機能の利用を促していくことが必要です．例えば，利き手が完全麻痺となった場合に利き手交換を行ったり，それも難しい場合には，補装具や福祉機器による支援，介助方法の指導などの環境への介入や調整を行ったりします．こうした様々な方法を工夫しながら，在宅において有益となる生活目標の達成を目指します.

　このとき療法士は，「なぜその方法をとるのか」「その方法を選択することで，結果がどうなるのか」を患者さんに説明し，納得してもらえる目標へ修正していくことも必要です．そして，目標とした新たな生活スタイルに向けて，心の対処ができるよう支援していきましょう.

解説 **3**　障害の理解と適応から価値の転換へ

　患者さんは，再び歩けるようになるということを，杖も補装具も使わず，もともとの姿やスピードで歩くことをイメージしていることが多々あります．つまり，完全に回復した姿です．しかし，療法士は，完全に回復した状態ではなく，安全で実用的な方法を第一に考えますので，杖や補装具を使って歩くことを前提としていることがあります．このように，知識や立場が違うため，患者さんと療法士の間で回復したイメージに大きな相違が生じている場合があります．

　患者さんは元通りになりたいと思い，完全に回復することを信じていたりしますが，療法士は障害が完全には治らないことを知っていますので，医学的見地から合理的に話を進めてしまうことがあります．回復したイメージに大きな相違があることを認識し，患者さんが障害を徐々に理解し適応していけるよう，段階的にリハビリテーションを進めていかなければなりません．

　障害があってもその人らしく生きていくためには，今まで培った人生や生活の価値観を変えていくことも必要になります．できないことよりも，今できていること，そして，そのできていることを活用することで，新たな生き方ができること，これらポジティブな側面に目を向けていくことで，少しずつ障害の理解と適応を促し，生きる希望や喜びを拡げていく必要があります．

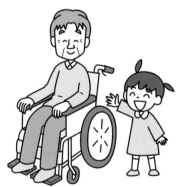

 訪問療法士の ひとこと　**もっと患者さんの心持ちを聞いてみましょう**

　ある医師が，筋萎縮性側索硬化症（ALS）の患者さんの理学療法・作業療法に関して効果があるかどうかについて，3年目までの若手PT・OTにアンケートをとったところ，「効果がない」「何をしていいかわからない」「目標が立てられない」という意見が多くみられました．これは，療法の効果を機能や能力の回復や改善だけに求めてしまっていることが理由ではないかと思われます．

　もしかしたら，私たちの介入によって，少しは進行を遅らせられるかもしれない．身体を動かしてもらうことで，生きていることを実感してもらえるかもしれない．話を聞くことで，希望を見出してもらえるかもしれない．このほかにも，いろいろな可能性があるかもしれません．

　私たちの想像以上に，患者さんは私たちの療法に対して，様々な価値を感じていると思います．真摯な気持ちで，勇気を出して，患者さんの心持ちを聞いてみてはいかがですか．「私のセラピー，どう感じていますか」と．

Ⅳ　生活期リハビリテーション編　生活期の理解

Q59 急性期や回復期と違って療法士の専門性が低く，自分の技術を研くことができません．

KeyWord 包括的 / 柔軟性，総合調整力，自己研鑽

- 生活期に必要とされる知識と技術は，急性期や回復期とは異なったものであり，そこに専門性の優劣はありません．
- 生活期の専門性は，各専門療法の基本技術の上に備わった総合調整力にあり，急性期や回復期とは違った高度な応用スキルが必要です．
- 各領域の基礎的な知識と技術を広く学びながら，関連職種との様々な関わりをもつことで，患者さんの多様性への対応力を研くことができます．

解説 **1** 生活期の専門性とは

　　急性期・回復期のリハビリテーションの特徴は，疾病から生じる機能障害が自然治癒力や治療によって改善に向かうことです．この時期は，その変化に対応した療法を実施することが求められ，技量も併せて必要とされるでしょう．対して，生活期は疾病治癒による回復が鈍化し，療法士には知識や技量は必要ないように思えるかもしれません．リハビリテーションが身体機能・能力の回復のみが目的ならば，生活期で療法士が専門性を発揮する場面はほとんどないといえるでしょう．しかし，実際の臨床場面では，回復した身体機能・能力が生活に適した形で反映されているか，個人因子や環境因子の作用を考え，その人に適した生活を組み立てる等，多角的に分析し，包括的なリハビリテーション計画を考える必要があります．また，障害の悪化予防の観点から，生活を定期的に評価し，問題があれば，速やかに対処する必要があります．

　　このように，生活期における療法士の専門性とは，各専門療法の基礎技術の上に拠って立つ総合調整力にあり，幅広い知識と高い応用スキルが必要とされます（図）．

解説 **2** 総合診療専門医との類似性

　　ところで，日本の専門医制度では，内科や外科等に代表される領域別専門医のほかに，総合診療専門医の養成があります[1]．領域別専門医は「深さ」が特徴であり，総合診療医は「扱う問題の広さと多様性」が特徴といえます．この養成研修では「領域別専門医との連携はもちろん，一般の医師，歯科医師，その他の職種等と連携して，地域の保健・医療・福祉等の広い分野におけるリーダーシップを発揮しつつ，多様な医療サービス（在宅医療，緩和ケア，高齢者ケア等を含む）を包括的かつ柔軟に提供できる」ことが目標とされています．また，獲得すべき資質・能力としては，一般的な診療能力のほか，包括的統合アプローチ，患者中心の医療・ケア，連携重視のマネジメント，地域包括ケアを含む地域志向アプローチ等，多彩な対

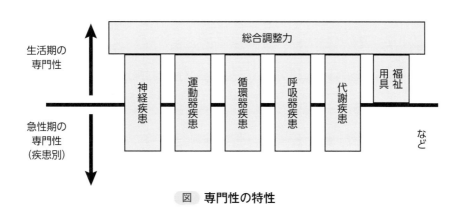

図 専門性の特性

応力があげられています．このような総合診療専門医の専門性は，生活期の療法士にも当てはまる部分が多く，専門的な教育が必要であると考えられます．

解説3 生活期に求められる知識・技術の研鑽

　生活期の療法士の専門教育は，回復期に比べて体系化されておらず，卒前教育も不十分です．また，職場内で上司や先輩からの指導を受ける機会も少ない現状にあります．そのため，卒後すぐに生活期で働く療法士の場合，臨床経験のみで，質の高い専門療法を行うことは難しいと考えられ，急性期または回復期病棟などの臨床研修を併せて行うことが望ましいでしょう．

　また，経験がある療法士であっても，常に医療技術は進歩することを考えると，様々な研修会に参加し，専門療法の知識と技術に研きをかけ，関連職種の専門知識を吸収することが必要です．地域の連絡会や地域ケア関連イベントなどに積極的に参加し，多職種と関わることで，見識を広げ，患者さんの多様な課題への対応力を身につけていきましょう．

訪問療法士のひとこと　専門職としての自己研鑽

　私は高校生のときに理学療法士になろうと思い，ある大学病院のリハビリテーション科に見学に行きました．そこの療法士長さんが丁寧に職場案内と説明をしてくれた後，社員食堂で昼食をご馳走してくださいました．そのとき，療法士長さんは「療法士は一生勉強が必要だと思う．それが患者さんのためになると信じている」と仰いました．「あんまり勉強しなくても，患者さんはこんなものだろうと思って気がつかない人もいる．そう思って何もしない人もいるし，勉強をし続ける人もいる．君は，どっちの療法士になるかな」と続けて仰いました．この言葉は，今も，私の中にはっきりと残っています．

　療法士になって20年ほど経ったときのことです．ある徒手療法のインストラクターになった後輩がいました．私はその手技をよく知らなかったので，彼に私の職場で講習会を開催してもらいました．事例検討や実技をひと通り終えた後，私は彼に「技術を高めるために普段からどんな努力をしていますか」と質問しました．すると，彼は「仲間内で勉強会を開催しています．もちろん事例検討も必要なのです．しかし，基礎手技を参加者同士で繰り返し繰り返し何度も何度も行っています」と答えました．

　彼らは，専門職としてのあるべき姿について，哲学をもっているのだと感じました．もちろん研き方は人によって異なりますが，患者さんや利用者さんをよくしたい，自分を成長させたい，という思いはすべての療法士に共通であってほしい，そう願っています．

文献
1）一般社団法人日本専門医機構ウェブサイト．　https://jmsb.or.jp/kenshu#an02（2023年3月1日閲覧）

Ⅳ 生活期リハビリテーション編　生活期の理解

Ⅳ　生活期リハビリテーション編　生活期の理解

Q60 退院後の目標設定に悩んでいます．患者さんは機能回復にばかり関心があり，自宅での「活動・参加」に目を向けてくれません．

KeyWord 目標設定，活動・参加，できること

A
- 退院後の「活動・参加」を考えてもらうには，自身の疾病や障害を理解し納得してもらえているかどうかが重要になります．
- 患者さんが現実を受け入れられないこともあるなど，患者さんの受け止め方や理解度も様々ですので，その状態に合わせて目標設定の働きかけを進めていきましょう．
- 残された機能を最大限に活かし，小さなことでも「活動・参加」の"できること"に注目し，それを一緒に積み重ねていくことが大切です．

解説 **1** 目標設定の前に必要な疾病・障害の理解

　リハビリテーション医療は，障害に対する医療であり，それゆえに完全な回復が難しく，何らかの障害が残っている人を対象としています．そのため，疾病や障害について医師から患者さんに丁寧かつ具体的に説明されているかどうかが，退院後の生活再建について前向きに考えられるか否かの鍵になります．

　また，十分に説明されていたとしても，患者さん自身のなかで納得できるものになっていないこともあります．片麻痺者の上肢機能で，実用的に使える見込みはないが運動麻痺に多少の変化がみられる場合などには，「医師の説明が間違っているのではないか，もっと回復するはず．どうして回復していないのに退院なのだろう」などと疑問をもったり，葛藤したりするかもれません．多くの患者さんは麻痺が残ることへの恐怖や生活への不安などを抱いており，機能回復にこだわる奥底に何があるのかを捉え，サポートすることが必要です．

　疾病や障害の受け止め方は人によって様々で，その理解の程度や早さにも違いがあります．つまり，合理的で正しい説明であっても，それを"そのとおりに受け止める"かどうかは患者さん次第です．患者さんがどのように理解しているかを他職種にも聞きながらよく確認していきましょう．

　さらに，脳損傷者であれば，障害によって合理的な理解が難しいこともあるでしょう．また，家族の心情や理解状況に影響を受けることもありますので，患者さんがどのような状態・状況にあるかを十分に理解して，退院後の目標設定を進めていくことが大切です．

解説 **2** "できること"に目を向けた生活・人生のサポート

　たとえ退院に納得してもらえたとしても，自身の状態を受け入れられず，退院後も機能回復にこだわり続ける患者さんはいます．しかし，ひとたび退院すれば，日々の生活が待ち受

けており，課題や苦難があったとしても毎日を生きていかなければなりません．その時間が
いわゆる「訓練人生」で終わってしまっては，決して幸せな人生とはいえません．そうなら
ないためには，残された機能を最大限に活かし，いま"できること"に目を向けていくことが
大切です．そして，そこにはいろいろな可能性があることに気づき，新たな人生へとチャレ
ンジしていくことが重要です．しかし，これらを患者さん一人で行うことは難しく，家族や
療法士などのサポートが必要です．

　前向きな人生目標をみつけられるようになるには長い年月を必要としますので，私たちは
その患者さんの人生に寄り添い続けていくことが大切です．

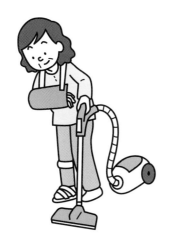
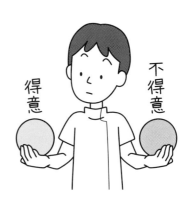

∞ Memo　お互いの"プラス"を活かし合おう

　患者さんや家族は，リハビリテーションの当事者であるがゆえに，自身の問題や課題を合理的に客観
視できていないことがよくあります．残念ながら，どんなに時間が経っても，それは難しいように感じ
ます．だからこそ，プロであり第三者でもある療法士らが必要とされていると思われますが，それは患
者さんを説得する役目としてではありません．

　いつまでも患者さんが障害を理解し納得することができなかったとしても，地域で暮らす同じ人間と
して患者さんと療法士が信頼し合い，障害とともに生きていく人生のパートナーとなれれば，それでよ
いと思います．患者さんが孤独にならず，少しずつでも生活の様々な課題に前向きに取り組み，小さな
プラスを見つけ出し，それを一つずつ積み上げていくことが最も大切なことではないでしょうか．

　ところで，私たち療法士は自分自身を客観的に理解できているでしょうか．自分の強みや弱み，でき
ることやできないこと，自身の限界はどこか，考えたことはあるでしょうか．

　ある療法士は，知識も技術も高いと自負していますし，周囲もそう見ています．しかし，若手スタッ
フには厳しくて教育は上手でない，看護師ともコミュニケーションがとれていないなど，自分自身の欠
点を自覚できておらず，いわば孤高の達人になっていることがあります．また，ある療法士は，反対に，
コミュニケーションは上手であり，看護師への連絡・相談もこまめにでき，誰からも好かれる人ですが，
知識や技術が低く，医療者としての結果は出せていません．

　これらの療法士はいずれも，臨床においてバランスのとれた優れた療法士とはいえません．しかし，
すべてに優れた療法士になることは誰もできませんので，自身の得意不得意を正しく認識し，その強み
を活かしていくことを考えるのが賢明です．また，他のスタッフも同様に，それぞれ固有の得意不得意
があるため，チームとして得意を最大化し，不得意を最小化できるように協力していくとよいでしょう

Ⅳ　生活期リハビリテーション編　回復期との連携

Q61 入院リハビリテーションでADLを回復させきってから生活期につなげたほうがよいのでしょうか.

KeyWord　入院期間，入院リハビリテーション，在宅リハビリテーション

● 必ずしもADLが十分に回復するまで入院を継続する必要はありません．個々の患者さん，家族の状況等によって，適切な入院期間は変化します.

● 患者さんによっては早く退院するほうが望ましい場合もあります．地域で受けられるリハビリテーションサービスを調整し，回復途中であっても自宅退院の検討を行いましょう.

解説 1　入院期間をめぐる社会情勢

　昨今，入院期間はどんどん短くなる傾向にあります．1990年代には，社会的入院が頻繁にみられましたが，2000年に介護保険が発足して以降，在宅復帰できる環境が徐々に整い始めました．回復期リハビリテーション病棟の入院期間の制限（脳血管疾患150日，運動器疾患90日）に加え，FIM実績指数の仕組み（入院期間が短いほど数値が高く評価される）ができ，施設基準を維持するためには入院期間を短縮化することが明確に求められ，入院期間の短縮傾向はさらに強まっています．回復期リハビリテーション病棟協会調査報告書によると，入棟日数は84.8日（2001年），72.8日（2011年），65.6日（2020年）と推移しています.

解説 2　国の施策と入院期間

　戦後日本の医療費は増加傾向を示し，赤字財政の原因ともなっています．介護保険サービスを充実させ，早期の在宅復帰を実現することで，入院期間を短縮することは国の命題でもあります．リハビリテーションに関わる療法士も，このことはよく理解しておくことが必要です.

　入院期間は障害の重症度の影響を受けます．軽症の場合は短い期間で良好な状態に到達でき，入院期間は短くなりますが，重症の場合は機能・能力の回復に数か月を要し，入院期間はより長くなります．いずれにしても，入院早期から医療ソーシャルワーカーとの連携を図り，退院先を想定したリハビリテーションの展開が求められます.

解説 3　自宅環境でのリハビリテーション

　回復が長期化する場合，必ずしも回復がみられている間は入院している必要があるわけではありません．場合によっては，早めの退院を考えることが回復の促進につながる場合もあります．個々の患者さんにとって，今，どこで，リハビリテーションを進めることが適切なのか，を考えていくことが必要になります.

　発症早期には，基礎的な運動の繰り返し練習を頻回に行うことが必要になり，この時期は設備の整ったリハビリテーション室での練習が最も適しているといえます．しかし，できる動作が増えてくると，整った環境での繰り返し練習よりも，実際の生活環境で生活の流れに即した場面で練習することが必要になります．さらに改善が進めば，目的をもった日々の生活を送ることが最もその人の状態に適したリハビリテーションを可能にする場合もあります．

解説 4　在宅サービスを活用した早期の自宅退院

　以前に比較して，在宅リハビリテーションのサービス提供体制が整ってきています．入院スタッフと在宅スタッフの連携を強め，在宅サービスの活用を図ることで，入院期間を短縮していくことは，これからのリハビリテーションの大きな目標になります．

　ADLが自立していなくても，訪問リハビリテーションや訪問介護をはじめとする在宅サービスの充実によって，自宅生活ができる事例が増えてきています．退院の目安を「ADLの自立」にこだわらず，可能な退院時期を追求していくことが求められます．より早い自宅退院を目指し，私たち医療者の意識改革を図るとともに，本人・家族の理解促進に向けて働きかけていく必要があります．

解説 5　回復途中の早期の自宅退院

　若年の重症者の場合，見守り歩行が可能になるまで入院3か月程度，自立歩行が可能になるまで入院5か月程度を要し，5〜6か月間の入院期間が必要になることが少なくありません．しかし，回復途中でも自宅退院できる選択肢をもつことで，事例によっては入院期間を短くすることが可能です．

　できるようになった動作を病棟で早期から行うことで，主体性の回復を進めていくことができます．家屋訪問を実施したり，退院後の担当スタッフとの連携をとったりすれば，入院から退院へ継続したリハビリテーションが行える安心感にもつながります．見守りで動作が可能になれば，日々の生活実践が練習量につながることを実感することができ，早期の自宅退院の受け入れにもつながります．

　1日でも早い自宅退院を望まない患者さんは少ないと思います．適切なリハビリテーションを継続しながら早期の自宅退院につなげられるよう，取り組んでいきましょう．

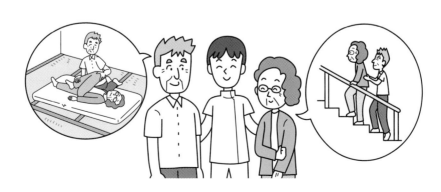

Ⅳ　生活期リハビリテーション編　回復期との連携

Q62 回復期リハビリテーション病棟のスタッフが退院後も継続して関わる場合の注意点はありますか.

KeyWord 自宅復帰，ケアプラン，生活の主体 / 生活の幅

A
- 退院後は，患者さんの生活状況や家族背景を理解し，生活や人生への思いを尊重した関わりが大切です.
- 退院後は生活環境や様式が大きく変わりますので，具体的な「活動」を通して自宅生活への円滑な適応を支援します.
- 新たなチームとなる在宅スタッフとの連携のために，積極的な情報発信と状況確認を行います.

解説 **1**　生活の主体者

　　入院中は，病院のルールを守り，決められた場所や時間で食事や入浴を行い，危険な行動は厳しく制限されます. しかし，退院後，生活の場が自宅になることで，住まい，物，日課など，生活の主体は患者さんや家族となります. したがって，医療者から指導された生活様式を守るかどうかは，当事者の思いや考えに委ねられます. 医療・介護サービスの選択権は患者さんや家族がもち，療法士は"訪問を許された者"となります.

　　回復期リハビリテーション病棟においても「患者中心の医療」が行われているはずですが，急性期医療での患者−医療者関係を引きずり，無意識にパターナリズム（父権主義）による医療者主導の関わりになってしまっていることが少なくありません. その感覚のまま訪問リハビリテーションなどを行えば，患者さんや家族から"常識がない無礼な若者"とみられ，サービスの中止を言い渡されるかもしれません.

　　退院後は，患者さんや家族と築いてきた関係性を活かしながらも，生活の主体が患者さんや家族にあることを認識し，生活への思いや背景をより尊重していく姿勢が大切です. それによって患者さんや家族は安心し，思いが通じ合った良きパートナーになれます.

解説 **2**　「活動」を通したリハビリテーション

　　回復期リハビリテーション病棟でのリハビリテーションは，心身機能や活動能力の回復の時期でもあり，それらの向上を目的としたプログラムが実施されます. 退院後の生活期においても，患者さんの状態によっては心身機能や活動能力の向上を図ることは療法士の大きな役割であることに違いはありませんが，闇雲に機能的なリハビリテーションを続けるのは適当ではありません. 実施するプログラムが筋力増強運動，上肢の機能訓練，言語機能訓練などの要素的な部分にばかり焦点が当てられ，生活への応用がなされていなければ，患者さん

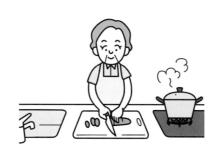

の生活は何も変わらないかもしれません.

　退院後の生活の改善や充実を図っていくためには，自宅生活の実行状況に着目し，その環境や状況での「活動」を手段とした生活適応を促していくとよいでしょう．実際の場面で日々活動することは，心身機能や健康状態の改善にもつながることを訪問リハビリテーションなどに携わる療法士はよく経験することだと思います．退院後のリハビリテーションにおいては，活動が活動を生み，生活の安定と安心をもたらし，有益で意味のある生活の幅を患者さんが拡げていけるように支援していきましょう．

解説 **3**　馴染みの自宅生活の変容

　退院後の自宅は患者さんの馴染みの場所であるがゆえに，障害のある状態での自宅復帰は大きな混乱を招き，今までどおりの環境のなかで未知の自分に出会うような状態です．たとえ入院中にセルフケアが自立していたとしても，それは自宅とは全く異なる環境での状況であり，自宅でも同じ状況になるとはかぎりません．むしろ，そのようなケースは稀であるといってよいでしょう．

　療法士は，退院後の環境変化へのスムーズな適応を目指して，実際の自宅生活で起きている問題の原因を改めて探り，患者さんとともにその解決を図っていきましょう．

解説 **4**　新たなチームのはじまり

　回復期リハビリテーション病棟では，多職種チームで協働していくことが重要ですが，退院後の生活期リハビリテーションでもそれに変わりはありません．

　介護保険サービスの場合は，ケアマネジャーが中心となって患者さんのニーズや生活の目標を立案し，必要なサービスを調整していきます．療法士が個人的に計画して実施するものではなく，全体的なケアプランに沿って行うことが求められています．そのため，ケアマネジャーとの情報共有や方針確認を緊密に行っていくことが重要です．

　同時に，訪問看護，訪問介護や通所介護など他のサービスを利用している場合は，それらの関係スタッフとの連携も重要となり，お互いにどのような関わりをしているのかを共通理解し，リハビリテーションに関する課題や要望がないかを常に確認していきましょう．

　しかし，退院後は関係スタッフが同じ病院内にいないことが多く，連絡や相談を簡単に行える状況ではありません．よって，療法士はより積極的に情報発信していくとともに，一層しっかりとアンテナを伸ばして自主的に情報をキャッチしていくことが必要です．

Ⅳ　生活期リハビリテーション編　回復期との連携

Q63 自宅に退院した直後はどんなことが課題になることが多いのでしょうか.

KeyWord　退院直後，生活環境，想像力

- 家族の介護負担や家族関係の変化，自宅の構造・設備や地域環境などが退院後の課題となることが多いです.
- 退院後の在宅生活は，その生活環境が大きく変化することによって，想定外の課題が生じますので，柔軟な対応をしていきましょう.

解説 1　退院直後の課題

　　退院直後は，次のような課題がよくみられます.

◆健康状態に関すること

- 疾病の悪化：計画どおりの服薬管理や食事のケアが行われなかったことによって，疾病が悪化した.

◆活動に関すること

- ADLの低下：入院中は更衣や装具の装着が一人で何とかできていたが，時間がかかるため，家族が見かねて手伝うようになってしまった.
- 想定外の行動：自宅近くの畑へ行くことは想定していなかったが，本人の判断で畑まで一人で歩いて行って転倒してしまった.

◆参加に関すること

- 気持ちの落ち込み：障害のため今までどおりの生活ができないことに直面し，気持ちが落ち込み，何もしなくなってしまった.

◆環境因子に関すること

- 家族の介護負担：想定以上に介護負担が大きく，家族のストレスが高まった．家族との関係も悪化し，患者さん自身の喪失感が増した.
- 家族との生活リズムのずれ：日々の生活リズムを家族と擦り合わせることができず，戸惑いや混乱が増していった.

解説 2　課題発生の要因

　　退院後の最も大きな変化は，患者さんの生活環境です．その変化を想定し，それらをあらかじめ評価しておくことで，退院直後に起こりうる課題を想像しやすくなります.

◆ケアする人が変わる（人的環境）

　　入院では，医師による治療，看護師等によるケアが規則正しく毎日行われます．これは

"普通ではない"生活といえます．健康状態はスタッフによって観察され，何らかの不調や悪化が起これば発見される状況にあります．

　それに比べて，在宅では，特別な場合を除いて医師や看護師の訪問は定期的なものに限られ，健康管理は患者さん自身と，家族や介護スタッフが担うことになります．そのため，患者さんや家族は不安を抱えて在宅生活を迎えることになります．在宅ケアは，家族の力量や時間的制約などによっても変わることから，入院中に想定しにくく，在宅生活を迎えてみなければわからないことも少なくありません．

◆生活の場所が変わる（物的環境）

　病棟はベッドや手すり，段差がない廊下，広いトイレなど，ADLを行いやすい生活環境が整っています．対して，自宅はその構造が多様であり，ADLに制約を受けることもあります．例えば，寝室が2階にある，居間の出入りに敷居がある，トイレが狭い，置き型の浴槽である，玄関の上がり框が高いなど，物理的な障壁が数多くあります．

　住宅改修や福祉用具によって解消できる場合もありますが，ある程度の障壁を残したまま退院することも多く，病棟環境と異なる条件のなかで在宅生活を送ることになります．また，屋外活動は，近所の地形，公共交通機関，公共施設や商業施設の利用しやすさなどが影響します．

解説3　想定される課題への対応

　入院中には十分な介護を行えると想定していても実際には難しくなったり，外出を望んでいなかった患者さんでも退院してみて気持ちが変わったりすることがあります．そのため，退院時に想定する生活スタイルや行動範囲の幅は十分に拡げ，それらの課題に備えていくことが必要です．患者さんの生活する地域を見たことがなく想像しにくい場合は，あなたが生活する地域に置き換えて考えてみるとよいでしょう．

　退院後の生活に関する患者さんや家族の思いは，疾病や障害以上に"暮らしにくさ"（＝退院後の課題）に大きく影響します．退院に向けては，それらの思いを少しずつ紐解きながら，気持ちを合わせて行くことが大切です．

　いずれにしても，患者さんの思いを理解し，在宅での暮らし方について想像力を働かせることが重要であり，それをもとに様々な課題を想定し，可能な限りの対策をとっていくことが鍵となります．

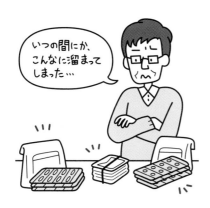

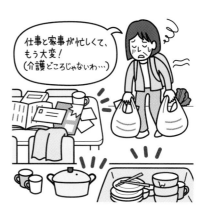

Ⅳ　生活期リハビリテーション編　回復期との連携

Q64 入院部門と在宅部門のスタッフが互いに批判し合ってばかりです.

KeyWord 相互理解，目標共有，退院後調査

- 本来リハビリテーションは，入院中も退院後も同じ目的をもち，途切れることなく提供されていくべきものですが，実際には制度の差，施設の差，求められるリハビリテーションの内容の差によって，入院担当スタッフと在宅担当スタッフの相互理解が不十分になることが少なくありません.
- 患者さんのために「どうあるべきか」を考え，共通した参加の目標を見据えながら，切れ目のないリハビリテーションを進めていくことが求められています.

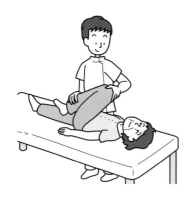
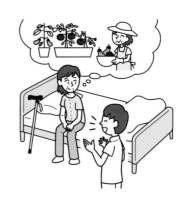

解説 1 「機能重視」と「生活重視」

　　入院スタッフと在宅スタッフが批判し合っているのをみかけることがあります．回復期のスタッフは生活期のスタッフに対して「彼らは機能がわかっていない」と批判し，生活期のスタッフは回復期のスタッフに対して「彼らは生活がわかっていない」と批判しがちです．自分たちが得意であり価値を置いている側面を軽視されることは気分のよいことではなく，互いを否定し合い対立してしまうこともあります．しかし，このような姿勢では，真の患者さん支援にはつながりません．

解説 2 入院スタッフと在宅スタッフの悩み

　　入院中から退院後の準備を始めることが重要だとわかっていても，退院直前まで機能回復のリハビリテーションを続けていることがあります．退院後の生活を想定し，患者さんや家族に指導を行ったり，適切な家庭訪問を行ったり，必要な連携を進めたりすることは，若いスタッフにとっては容易ではありません．また，指導者も若いスタッフの教育の進め方に戸惑いを感じていることがあります．

在宅スタッフは入院中から情報収集を進めたほうがいいと感じているものの，入院スタッフとのコミュニケーション不足の壁の前に，「退院してから始めればいいや」と思ってしまうことも少なくないでしょう．

解説 3　連携をどう改善していくか

連携には，同じ時期を担当する多職種同士に求められる「横の連携」と，急性期・回復期・生活期のように異なる時期を担当する職種同士に求められる「縦の連携」があります．

回復期リハビリテーション病棟が始まった頃には，「横の連携」の難しさが着目され，看護師・介護福祉士と療法士の対立が指摘されることもありましたが，最近では連携がうまく進んでいる施設も増えてきました．

回復期リハビリテーション病棟における連携の促進には，カンファレンスなどを軸とした情報共有の場の確保，カルテ記入方法をお互いにわかりやすくする工夫，多職種合同で参加の目標を立てるといった目標の共有など，連携のための仕組みを進めてきたことが，成果に結びついていると考えられます．また，事例検討や研修を合同で進める，食事等で交流を深めるなどの取り組みも功を奏しているかもしれません．

以下の取り組みは，これからの入院スタッフと在宅スタッフの「縦の連携」のために進めていくことが期待されます．

①退院時訪問や担当者会議の活用

退院時訪問や担当者会議に，退院後の担当療法士の参加を呼びかけましょう．声をかければ調整して参加してくれる生活期の療法士も増えてきています．

②退院後調査の活性化

退院した患者さんがその後どうしているかの情報を積極的に収集しましょう．退院後の情報収集は在宅スタッフとの連携のきっかけになります．

③両者の溝を埋める"正しい「参加」の理解"

申し送りのなかで，「参加」の目標を共有しましょう．入院中には実現が難しいと思えるような目標でも，在宅スタッフに伝えていくことで，その人らしい生活のイメージを共有することができます．

④効果的なローテーションの実施

法人内の入院スタッフと在宅スタッフの定期的なローテーションを実施しましょう．可能ならば，在宅に異動したスタッフの教育ラダーをつくり，効率的に新しい学びを得られるように後押ししましょう．生活期を経験することで，リハビリテーションの視野を広げることが期待できます．

⑤研修会や交流会の実施

入院スタッフと在宅スタッフが，事例を通じて患者さんの振り返りを行うことは，相互理解だけでなく，長期経過の理解やリハビリテーションの質の向上にもつながり有効です．法人内で，あるいは地域で，このような機会をもつことが期待されます．その際，交流会などを行い，人間関係を構築していくことも一つの方策です．

Ⅳ　生活期リハビリテーション編　回復期との連携

Q65　初めて連携する介護事業所に患者さんを紹介するときの注意点はありますか.

KeyWord　介護事業所，医療介護サービス，医療専門用語

A
- 初対面の人であっても特別なことはなく，社会人として礼儀のある態度で臨むことが基本です．
- お互いの職種の専門性を踏まえて，わかりやすい用語を使い，相手が求めている情報を伝えていくことが必要です．
- 介護事業所との関係を深めていくには，書類や電話だけでなく顔を合わせる機会をつくりましょう．

解説 1　初めての相手との関係づくり

　　介護事業所に患者さんのことで連絡や依頼を行うときは，社会人として礼儀に則った対応を心がけます．地域ケアサービスを担う仲間という意識で，誠実な態度で臨みましょう．介護事業所の職員も，あなたの職場のことを知らないかもしれません．まずは，自己紹介で氏名・所属・職種などを伝え，自施設の特徴や提供しているリハビリテーション内容などを簡潔に説明しましょう．パンフレットを渡して説明するのも良い方法です．先方の事業所について事前に調べておくと，的外れな依頼をしなくて済みます．また，療法士が所属しているか否かで依頼内容も変わりますので確認しましょう．連携可能な関係づくりを行うためには，一方的な依頼にならないように，介護事業所の運営やスタッフの都合などにも配慮し，柔軟な態度で調整していくことが大切です．同じ一人の患者さんに関わる地域ケアチームの一員ですので，相手を尊重しながら良好な関係を築いていきましょう．

解説 2　関係づくりがうまくいかない理由

　　介護事業所との関係づくりに苦労したという声も耳にします．原因を考えてみましょう．

◆スタッフの専門性の違い

　　医療スタッフの説明は医療用語が多用され，介護スタッフにとっては理解しにくいことがあります．医療スタッフからすれば情報をわかりやすく伝えているつもりでも，相手の職種特性が考慮されず一方的な伝達になることもあります．これらが，介護スタッフから意見や質問を言い出しにくい雰囲気を生み，関係づくりを邪魔している場合も少なくありません．私たち医療スタッフは，無意識のうちに医療偏重の言葉づかいや一方的な態度になっていないか留意しましょう．

◆相手ニーズの理解

　　介護事業所では，患者さんについて「入院生活の様子」「疾病や障害の説明」「自立に向けた

介助方法」「疾病管理の留意点」「患者さんと家族の関係性」など，介護サービスに大きく影響しそうな情報を知りたいと思っています．しかし，介護事業所によって求めていることが異なる場合もあり，相手が何を知りたいと思っているのかを確認しながら情報を提供することが必要です．医療スタッフは，病院で行われていたケアをもとに在宅生活を想定した指導を行っていますが，環境や介護者が異なる自宅では，それが現実的でない場合があります．これは入院医療の限界でもあり，退院に向けて在宅生活を知る介護事業所・介護スタッフの意見に耳を傾け，実際的な介護計画を一緒に考えていくことが重要です．介護スタッフは，医療スタッフとの対話に慣れていない人もいます．相手の意見を引き出すような双方向的な関わり方を心がけ，相手ニーズを考え，対応していくことが大切です．

解説 3　関係づくりを深めるために

　　介護事業所との良好な関係を築くためには，書類や電話だけで済ませず，顔を合わせた情報交換の場をもつことも重要です．対面で話すことで，新たな情報を知ることができたり，その後の連絡がとりやすくなったりと，お互いの関係性が深めるきっかけにもなります．退院時に必要とされる介護サービスについて，目的や予想される成果などを介護事業所に伝え，支援方法を率直に話し合い，退院に向けた効果的なリハビリテーションにつなげることもできます．これらの関わりは，患者さんの利益となるだけでなく，地域の医療介護連携のためのネットワークづくりにも有意義なことです．

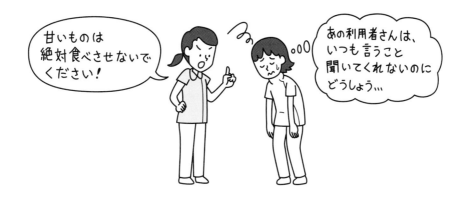

💟 訪問療法士の　　百聞は一見に如かず
　　ひとこと

　　67歳の男性で右片麻痺の患者さんのお話です．移動を含むADLは一部介助レベルの状態で退院することになりましたが，病棟での排泄時の移乗や下衣の上げ下ろしの介助方法に本人の強いこだわりがあり，在宅でも行えるよう環境やケア方法を整える必要がありました．しかし，妻はうつ状態で介護力が十分ではなく，排泄介助について訪問介護スタッフに伝える必要がありました．
　　書類や電話だけで介助方法を具体的にイメージしてもらうことが難しかったため，退院前に病棟に訪問してもらい，患者さんのケア方法を実際に見てもらいました．自宅のトイレ構造なども確認しながら，患者さんが受け入れられる介助方法について共通理解することができました．このことによって，退院後の訪問介護がスムーズに開始でき，自宅での排泄も問題なく行えるようになりました．

Ⅳ　生活期リハビリテーション編　生活期のアプローチ

Q66 在宅では入院中のように集中的な介入ができず，効果的なアプローチは難しいと思います.

KeyWord　集中的な介入，質的アプローチ，重度化防止

- 生活期では患者さんの主体性の回復と家族を巻き込んだ支援が必要であり，介入の頻度が必ずしも重要とはなりません.
- 在宅では患者さんと家族が生活の主役であり，療法士に依存した訓練ではなく，生きがいのある生活を組み立て，その自立的な実践を支援することで，効果的なアプローチが可能となります.

解説 1　回復期と生活期のアプローチの違い

　　回復期のリハビリテーションの目的は，心身機能の回復，ADL能力の向上や生活適応が主なものとなり，療法士による個別リハビリテーションや看護師等による自立支援のケアが集中的に行われます（図）. そして，心身機能や活動能力が予後レベルに達した後の生活期では，リハビリテーションの目的は，在宅環境での生活適応と，家庭や社会のなかでの参加の促進へと変わり，家族を巻き込んだ社会的なリハビリテーションへと比重が移ります.

　　よって，この時期は，療法士に依存した集中的な訓練ではなく，定期的な機能・能力の評価と生活調整が中心となり，患者さんが主体的に生活していけることを目指します. 時として軽微な状態悪化が生じ，断続的な個別療法を必要とすることもありますので，それを見落とさないよう定期的な関わりを続けておくことが必要です.

解説 2　質的アプローチが大切となる生活期

　　退院後の自宅生活は，病前の家族のあり方や長年の生活習慣の影響を受け，起床，食事，更衣，入浴等の日常生活はそれぞれの家庭に固有のスタイルで行われていきます. また，常に医療・介護スタッフが付き添い，手厚い援助がなされることはなく，その生活は患者さんとその家族が主役となって営まれます.

　　生活期においては，ADL能力を高めることだけを考えていくのではなく，その人にとって望ましい在宅生活のスタイルを組み立てていくことが大切です. それは，集中的な訓練ではなく，患者さんの人生の変容に寄り添った長期にわたる継続的な支援です. そして，ADL自立からQOL向上へとリハビリテーションアプローチをステップアップさせていくことでもあります.

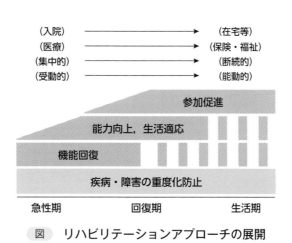

(入院)	→	(在宅等)
(医療)	→	(保険・福祉)
(集中的)	→	(断続的)
(受動的)	→	(能動的)

図 リハビリテーションアプローチの展開

参加促進 / 能力向上，生活適応 / 機能回復 / 疾病・障害の重度化防止

急性期　回復期　生活期

解説3 重度化防止のための心身機能の自己管理

　在宅生活が長期化するにつれて，心身機能の加齢変化や生活パターンの画一化等によって徐々に活動能力が低下し，もともとの疾病や障害が重度化しやすくなります．これを防止するには，日常生活が"低活動"になっていないか，心身機能が"低使用"になっていないかを定期的に評価し，「障害の検診」を行っていくことが大切です．そして，もし低活動や低使用の兆候が認められたならば，速やかに適切な生活スタイルや動作方法が修正されるよう患者さんやその家族へ助言や動作の再学習を行います．

　機能障害が重度の患者さんでは，日々のADLの実行だけで機能維持をすることが難しい場合がありますので，活動を補完する自主運動や認知活動，または家族による運動や体操の援助などを行っていくことが必要となるかもしれません．

　これらの活動が日常生活のなかで無理なく習慣化されているかを療法士は定期的に確認し，機能障害や活動制限の重度化防止に努めなければなりません．

♥ 訪問療法士のひとこと　「人それぞれ」を知る

　今でこそ，ベテランとして社会の役に立っているつもりの私にも，療法士養成校の学生だった時代がありました．そのときの授業の一コマが今も時々，頭をよぎります．

　それは，確か運動学の授業だったように記憶しています．担当教員が，黒板に患者さんらしい杖をついた人と，その横に患者さんの傍らで歩く療法士の絵を上手に書いて，言いました．

　「皆さん，この杖をついて歩いている人は患者さんです．その隣りの人は理学療法士です．さて，問題です．この2人は何をしているのでしょうか」

　1年生だった私がすぐに思い浮かんだのは，「歩く練習をしているところ」というものでした．しかし，担当教員は「トイレまでの見守り」「一緒に散歩している」「談笑している」「徘徊を止めている」「アリをつつくのを隣りで感心して見ている」など様々な見方があるのではないかと言いました．その場面を一義的にしか解釈できないというのは，まさに頭が固いんだよ，と言いたかったようです．

　一つの同じ行動であっても，その場面や目的は様々です．客観的な現象だけでなく，そこには状況と意図が存在しています．このように，療法士としての評価する力，人としての想像力，両方を限りなく多様に発想ができるようにしておきたいものです．たった一つの面でしかみることができないようでは，患者さんは良くなっていかないかもしれません．

Ⅳ　生活期リハビリテーション編　生活期のアプローチ

Q67 患者さんのリスク管理は入院と在宅で違いがありますか.

KeyWord　リスク管理，リスク評価，健康状態評価

- 入院では，疾病の再発・増悪や転倒・転落に十分に気をつける必要があります.
- 在宅では，患者さんの疾病の状態は安定していますが，医師等が常に診ているわけではないため，訪問や通所で関わる療法士も健康状態を評価し，異常に対する迅速な対応が求められます.
- 廃用症候群や虚弱化も気をつけるべきリスクであり，低活動にも気をつけましょう.

解説1　入院と在宅のリスク

◆疾病の再発・増悪のリスク

　入院では，疾病状態が安定せず，疾病管理のための薬物療法や栄養管理などが併せて行われる場合があります. そのため，療法施行前には健康状態の情報を収集し，バイタルチェックを行います. また，その患者さんに関する療法の中止基準を医師に確認し，その範囲で実施していきます. 一方で，在宅では，疾病状態は比較的安定し，医師による診察頻度が少ないことからも，入院と同様の厳密な疾病管理は行われません. しかし，それゆえに，訪問や通所で関わる療法士は患者さんの健康状態の変化を捉え，医師や看護師等へ適切に連絡することが必要です. 特に事業所が異なるスタッフへの連絡は，ついつい後回しにし，些細なことで連絡を忘れたりしやすいため，病状の悪化が疑わしい場合は躊躇なく連絡しましょう.

◆転倒・転落のリスク

　入院は，心身機能の回復に伴いADLが変化し，それに即応した転倒・転落の防止策が重要です. ケア方法などの共有をチーム内で緊密に行うことになります. 病棟は，床の段差がなく，活動しやすい環境であり，援助を行うスタッフも常駐していますので，その点では転倒・転落が起きにくい環境です. 一方で，障害に共通した標準的な設備であるために，個別の障害に合わせきれない限界もあります.

　自宅の環境は，健常者が住むことを基本に，開き戸が使われていたり，通路が狭かったりと，障害がある人には多くの障壁が存在しています. 特に玄関周辺には段差があり，環境調整がなければ転倒などのリスクが高まります. 家族が同居していても，常に傍にはいないことも多く，病棟同様の援助を期待することはできませんので，個別の状況を考慮し，現実的で継続可能な対策を計画することが大切です.

◆廃用症候群や虚弱化のリスク

　入院は，規則の下での集団生活となり，決められた時間に食事し入浴するなど，患者さん

表　入院と在宅におけるリスクとその背景

リスク		背景	
		入院生活	在宅生活
疾病再発・増悪	健康状態	安定していないこともある	比較的安定している
転倒・転落	心身機能	変化（回復）している	安定している
	居住環境	安全性や障害に配慮されている（個人用に整えるのは困難）	健常者中心の構造が多い（個人用に整えることが可能）
	援助者	スタッフが常駐している	主に家族，時々スタッフ
廃用症候群・虚弱化	活動・参加	自由な行動は制限され，生活の活動性は低くなりやすい（訓練的な活動が多ければ活動性が高くなることもある）	したいことを，したいときに，自由に行える（何もしないことも自由であり，活動性が低くなることもある）

の自由な行動は制限されます．回復期リハビリテーション病棟では，1日3時間近くの理学療法などが行われるため活動量が保たれ廃用症候群は起きませんが，それは入院でしかできないことであることを理解しておきましょう．在宅では，患者さんの行動を"見張る"人がいませんので，患者さんは自分がしたいことを自由に行えます．ADL自立度がある程度高く，役割のある日課やしたいことをもって退院できれば，患者さんの活動量は入院時よりも大きく増やすことができます．ただし，役割やしたいことがなく，セルフケアを繰り返すだけの生活では，気がつかないうちに徐々にその活動量が低下し，廃用症候群を招いてしまうことになります．

解説2　在宅を見据えたリスク評価

　入院中には明らかなリスクがなくとも，潜在的なリスクが在宅生活で表面化することがあります．例えば，「病棟内歩行が自立していても，自宅で洗濯物を持って歩くときにふらついてしまう」「病棟では指示を守り危険な行動がなくとも，退院したら一人で2階に上がり危なかった」「"訓練"という日課があれば臥床時間は少ないが，自宅ではベッドで過ごすことが多い」等々です．在宅でのリスクを入院中に想定することは難しいですが，そこを評価し対応することは，退院後に起こる様々なアクシデントを防ぐためにとても重要となります（表）．

∞ Memo　医療事故と訴訟問題

　もとは患者に不利益を起こさないように，危険を察知し未然に防ぐという概念がリスク管理の基本的な考え方です．しかし，ヒューマンエラーをゼロにすることは難しく，事故を限りなく減らし小さくすることはできても完全に無くすことはできないのが実情です．また，リハビリテーションは，トライ＆エラーによって学習していく側面があり，本人の意思や意欲を尊重することも大切です．よって，安全のためとはいえ，患者さんの活動を短絡的に制限するのは極力避けなければなりません．

　しかし，転倒による骨折など，入院中の医療事故によって，その責任をめぐって裁判になることもあります．その事故の発生が予見できたのか，医療としてできうる対処を行っていたのかが医療過誤となるか否かの鍵となります．また，当初からリハビリテーションにおいてどのようなリスクがあるのかを患者さんや家族にわかりやすく説明して納得してもらえていたのかも，訴訟にまで至ってしまうかどうかの重要なところとなります．

　医療事故への対応に限らず，日頃から患者さんや家族の思いを尊重し，誠実な態度で丁寧な説明に努めることが大切なのだと思います．

Ⅳ　生活期リハビリテーション編　生活期のアプローチ

Q68 PT・OT・STの方針とケアマネジャーの方針が違うのですが，どうしたらいいのでしょうか…

KeyWord ケアプラン，専門性，多職種協働

A
● ケアマネジャーと方針を一致させるためには，ケアプランが作成される前にしっかりとコミュニケーションをとり，患者さんの共通のイメージをもつことがとても大切です．
● ケアマネジャーが療法士の専門性をよく理解していない場合にも食い違いが起きます．繰り返し丁寧に説明をしていくことが必要です．
● 療法士がケアマネジャーの考えを十分に理解する努力をすることも大切です．

解説 1　方針がすれ違ってしまう理由

　療法士が「こうしたい」と思う目標とケアマネジャーの立てた方針が食い違ってしまうことがあります．この理由について，3つに分けて考えてみます．

◆ケアマネジャーとのコミュニケーションがとれていない

　ケアプランが作成されるまでの期間に，ケアマネジャーとのコミュニケーションが十分にとれていないと，こちらの評価結果やそれに基づいた方向性が伝わらず，出てきたケアプランに思わぬプランが書かれており，困ることがあります．

　サービスを開始する前の患者さん像の共有はとても重要になります．足りない情報の確認なども含めて，開始前には丁寧にケアマネジャーと連絡をとり，こちらの考えをケアプランに反映してもらえるよう，働きかけておくことが必要です．

◆ケアマネジャーが各専門職の役割を理解できていない

　ケアマネジャーによっては，リハビリテーションの知識が乏しく，療法士の専門性の違いなどについてよくわかっていない場合があります．また，これまでに関わった療法士の影響を過度に受けていることもあり，療法士の言うことが十分に伝わらない場合があります．

　療法士への相談なしに，住宅改修がすでに行われてしまった，というようなことがあります．療法士は「訓練だけする職種」と誤った認識をされ，住宅改修など環境整備の評価・アプローチができることが理解されていないことで，このようなことが生じます．

　そのような場合であっても，専門職として評価をしっかり行い，根拠に基づいた，かつ誰にでもわかりやすい説明を繰り返していきましょう．患者さんの状態を具体的に示して，専門職としてできることを伝えていきましょう．私たちができることを理解してもらうには，根気強く働きかけを継続していくことも必要です．

◆療法士がケアマネジャーを理解できていない

ケアマネジャーはサービスの全体像を把握し，調整する役割をもっています．リハビリテーションサービスとその他のサービスとの間の優先順位を判断し，調整を行ったり，療法士が知らないそれぞれの家庭の経済状況を配慮したりしています．

自職種の状況ばかりに目をやっていると，そのようなケアマネジャーの事情を理解せず，ケアマネジャーに不満をもってしまうこともあります．そのような場合は療法士側の理解不足と言わざるをえません．私たちからみえていないことはないか常に確認し，広い見識をもって意見交換をしていく必要があります．

ケアマネジャーと療法士は，お互いの役割，視点を尊重し合うことが重要であり，それが出発点になります．一方的な主張にならないように気をつけ，相手の主張にも耳を傾け，良いサービス提供を共同作業で行っていきましょう．

解説 2 ケアマネージャーとの相互理解の深め方

ケアマネジャーになるには，医師，看護師，療法士，薬剤師，はり師，きゅう師，柔道整復師，栄養士，社会福祉士，介護福祉士など，医療系あるいは福祉系の資格を有していることが必要です．もともとの職種や経験がどのようなものかによって，リハビリテーションやPT・OT・STへの理解が異なります．

職種は異なっていても，同じ職場で療法士と働いたことがある場合などには，療法士の役割に対して希望や期待をもっている場合もあります．前職が福祉系の資格者では，協業の経験が少ないため，連携に苦慮することも少なくありません．身近な勉強会を通して，人間関係を構築したり，相互理解を深め合うことも，地域ネットワークづくりの一環となるので，お勧めします．

療法士との協業の経験や療法士の役割に対するイメージを聞き，考え方の特徴を知ることが役に立つことがあります．前職への固定観念にとらわれることなく，様々な機会を通じて交流をもちましょう．こうした積み重ねがより良いチームワーク構築への一歩となるでしょう．

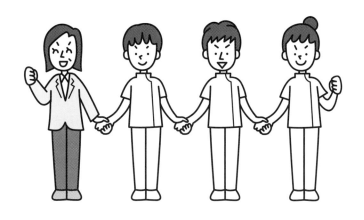

Ⅳ　生活期リハビリテーション編　生活期のアプローチ

Q69 サービス担当者会議に初めて出席します. 何を話したらよいのでしょうか.

KeyWord　サービス担当者会議，ケアプラン，介護保険

A
- 会議では，患者さんのリハビリテーションの経過や今後の見通しなど，在宅でのケアプランの立案に有用な情報を提供しましょう.
- 当事者を交えて課題を共有し，ケアプランを一緒に立案していくことが重要ですが，当事者の前で言うべきでないことは，その伝え方を工夫しましょう.
- 在宅で提供できるサービスには様々な制約がありますので，それらを踏まえた提案を行うことが大切です.

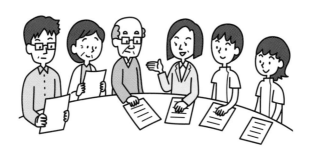

解説 1　サービス担当者会議とは

　　サービス担当者会議とは，本人・家族，介護保険サービスのスタッフや関係者らが集まり，患者さんのケアプランやその他の課題について話し合う会議のことです. ケアの共通目標や各サービスの内容についても検討され，お互いの情報を共有していく場でもあります.

　　参加メンバーは医療職でない職種も多いため，文書類の記載や会議の場では，一般的でない医学用語の使用は控え，誰にでも伝わる用語や言葉で伝えることが大切です. また，自分が言いたいことを一方的に伝えるのではなく，本人・家族，その他の参加者の意見をよく聞き，共通認識が図れているかを確かめながら会議を進めることも重要です. もし会議に参加できない場合は，事前にケアマネジャーを通して紙面で意見を伝えておくとよいでしょう.

解説 2　ケアプランに必要な情報とは

　　退院に向けてのサービス担当者会議では，在宅に送り出す側（回復期チーム）が退院後の生活課題を想定し，必要となるサービスや対処を検討し，受け入れ側（生活期チーム）に提案することになります. あくまでも入院生活をもとに想定された課題であることを踏まえて説明・意見交換することが重要です. 介護保険サービスでは，要介護度や本人・家族の要望などによって提供できるサービスの内容が異なります. 例えば，入院中にはリハビリテーショ

ン専門職が必要な介入をしていた場合でも，在宅で同じサービスを提供するのは難しく，看護師とOTだけで対処することになるかもしれません．このように，リハビリテーションの課題が残っていても，解決にあたって，療法士による介入なのか，他職種の介入でも対応できそうなのか等も話し合うことで，ケアマネジャーがケアプランを立案しやすくなり，包括的ケアをより効果的に提供していくことができるでしょう．

　会議において他職種が求めている情報や意見は，これまでのリハビリテーションの経過や，生活機能の評価に基づいた今後の見通しなどであり，これらはケアの目標を立てるうえで有用な情報となります．また，退院にあたって患者さんや家族がどのような思いや不安を抱いているのか，何をしたいと思っているのか等，当事者がうまく伝えられていないときにはそれを代弁することも必要かもしれません．なお，報告書などの書面では十分に表現しきれない事柄を詳しく伝えられることも，関係者が集まって会議を行うことの意義として考えられます．

解説3　会議の経験を積む

　退院時に在宅スタッフを交えたサービス担当者会議を行うことは，患者さんや家族だけでなく，入院スタッフと在宅スタッフの相互理解を深める貴重な機会です．回復期リハビリテーション病棟でいかに良いアプローチを行っても，その課題の共有が在宅スタッフとスムーズになされなければ，せっかくの回復期のアプローチが無駄になることもあるかもしれません．

　在宅スタッフとの共同会議の実施は，生活期リハビリテーションの第一歩です．最初は発言がぎこちなく，対話がうまくできなくとも，回を重ねるごとに会議で求められていることが理解でき，在宅スタッフとのコミュニケーションがとりやすくなります．会議への参加は，いわゆる地域のネットワークづくりの一環であるともいえるでしょう．

⊶ Memo　在宅でのサービス担当者会議はケアマネジャー任せでよいのか

　生活期においても，利用者さんの状態は日々変化しています．早急に関係者が顔を合わせて相談したほうがよいことも少なくありません．しかし，介護保険制度におけるサービス担当者会議は，通常ケアマネジャーによって開催されるものであり，他の職種が招集することはできません．

　そのため，会議が必要な場合は，ケアマネジャーに対して会議の開催を提案する必要があります．もちろん，その前には他のスタッフとも相談し，現在提供されているサービスだけでは解決が難しいことを確認しておくことが必要です．

　利用者さんの状況を全体で共有したほうがよい，課題解決のために知恵を借りたいなど，会議を開く目的はいろいろとあると思います．地域では，問題が発生していても誰かが言い出さないと会議が開かれず，問題がうまく解決していかないこともあり，この点はカンファレンスが定期的に多く行われる回復期リハビリテーション病棟と在宅との大きな違いです．たとえ会議で良案が出ないとしても，スタッフ間で課題を共有して皆で難問にあたっているというチーム意識をもつことは，長期に関わり続ける在宅スタッフには大事なことです．また，順調に物事が進まなくて悩んでいるのは，自分だけでないことに気がつくこともできるでしょう．

　生活期の療法士は，会議の目的をケアマネジャーに具体的に説明し，勇気をもって「会議を開こう！」と言ってみましょう．それが真の生活期チームとなるためのポイントです．

Ⅳ　生活期リハビリテーション編　生活期のアプローチ

Q70 在宅リハビリテーションでは関わる職種や事業所が多く，連携に苦労しています…

KeyWord 在宅サービス，情報共有，協業

A
- 様々な疾患や障害がある高齢者には，多種多様な在宅サービスが必要です．
- 在宅においても各事業所での情報共有や協業が大切ですが，日常的な連絡・相談がしにくく，必要なサービスの調整に時間がかかり，連携が難しいことがあります．
- 患者さんを第一に考え，関係スタッフと積極的に関わっていくことで，少しずつ地域ネットワークが構築され，連携しやすくなっていきます．

解説 1　様々な疾患・障害がある高齢者

　75歳以上の高齢者では，3つ以上の疾患が併存している者の割合が約6割であるといわれています[1]．また，片麻痺の患者さんであっても関節痛や腰痛があるなど，様々な機能障害が併存していることが少なくありません．そのため，在宅リハビリテーションを行っている患者さんには，疾患や障害が複合した問題が生じることも多く，必然的に多種多様なサービスを要します．例えば，高齢の脳卒中片麻痺者で移動が車椅子介助レベルであれば，訪問診療，訪問看護，訪問リハビリテーション，通所介護などの居宅サービスやケアマネジャーによる支援が行われ，このすべてが別々の事業所によって実施されていることもあります．

解説 2　在宅における情報共有と協業の課題

　様々な事業所かつ多職種によって在宅生活の課題に対するサービスが提供されるには，それらが一つのチームとして連携することが大切です．そのときに重要なのがチームにおける情報共有と協業です．

　これを回復期リハビリテーション病棟の場合と比較して考えてみましょう．病棟での情報共有は，多職種による朝の申し送りや口頭での連絡，カルテへの記録と閲覧などによって行われます．また，患者さんの目標設定や実施計画は定期的なカンファレンスで適宜，見直されていきます．一方，在宅での情報共有は，連絡ノート等で伝達するか，電話等で個別に連絡するしかありません．最近では，関係者専用のSNS（ソーシャル・ネットワーキング・サービス）等の利用例もみられますが，すべての事業所で利用されている状況にはありません．病棟カンファレンスに相当するものとしてサービス担当者会議等が考えられますが，頻繁に行うことが難しかったり，全職種が揃わないことがあったりと，チームでの目標設定や計画立案を最適に行える状況にはありません．これら連携していくうえで苦労が多いと感じる大きな要因となっています．

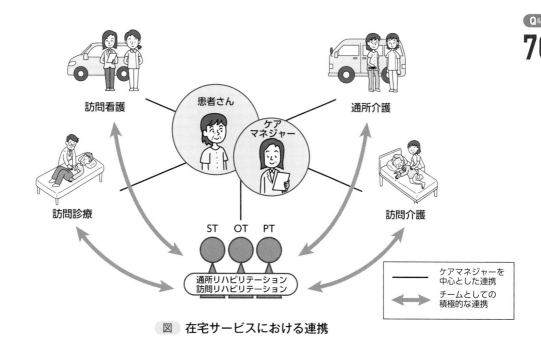

訪問看護　　患者さん　　通所介護
ケアマネジャー
訪問診療　　ST OT PT　　訪問介護
通所リハビリテーション
訪問リハビリテーション

――　ケアマネジャーを中心とした連携
←→　チームとしての積極的な連携

図　在宅サービスにおける連携

　また，サービス提供者同士の協業は，在宅サービスでは事業所が異なる混成チームとなるため，各々の理念や方針が異なり，相互理解も難しくなります．提供すべきサービスの内容や量についての考え方にも違いが生まれ，その調整に時間がかかることもあります．病棟とは異なり，お互いに顔を合わせる機会も少ないため，緊密なチームが醸成されにくい状況です．

　このように，在宅サービスは考えを一つに協業していくには難しい環境にありますが，病棟と同じように患者さんを中心に考えて関係スタッフと積極的に関わり続けていけば，良質なチームを築くことは可能です．病棟より時間はかかるかもしれませんが，粘り強く網を紡いでいくつもりで地域スタッフと直接的な関係を育んでいけば，自然と地域ネットワークが構築され，連携も苦にならなくなるでしょう（図）．

解説❸　多職種・多事業所であることの患者さんへの負担

　様々な課題に対応するためには多くの事業所の関係スタッフによる支援が必要ですが，同時に，それらを必要最小限にすることも考えなければなりません．患者さんが強く望んでいなければ，個人の生活や人生に他者が踏み込むことは少ないほうがよいでしょう．ほとんどの医療や介護は止むを得ず受けているサービスであり，患者さんの生活は受け身の状況におかれているため，サービスが多いほど心理的・身体的ストレスが大きくなる可能性があります．また，経済的な負担を考えても安易にサービスを増やすことは慎むべきでしょう．あくまでも，患者さんの実生活に沿って，最も効果的で，最も負担の少ないサービスを第一に考え，在宅チームとして連携しながら提供する姿勢が大切です．

文献
1）Mitsutake S, Ishizaki T, Teramoto C, et al.: Patterns of Co-Occurrence of Chronic Disease Among Older Adults in Tokyo, Japan. Prev Chronic Dis 2019; **16**: E11.

Ⅳ
生活期リハビリテーション編

生活期のアプローチ

Ⅳ　生活期リハビリテーション編　生活期のアプローチ

Q71 プライバシー保護のため，患者さんの私生活のことは聞かないほうがよいのではないでしょうか．

KeyWord プライバシー，個人情報，地域共生社会

A
- 患者さんのプライバシーを保護・尊重することは医療職としての基本です．
- しかし，プライバシーの情報は患者さんの「活動・参加」を促進させるためには欠かせないものです．
- 患者さんの状態や状況によって聞く内容や入手方法を変え，相手の気持ちを大切にしながら個人の情報を聴取していきましょう．

解説 1　プライバシーと個人情報

　「プライバシー」とは，個人や家庭内の私事・私生活，個人の秘密のことで，他人が侵害してはならないものです．一方，「個人情報」とは，氏名，生年月日，住所など，特定の個人であるとわかるものや，他の情報と紐づけることで容易に特定の個人であるとわかるものです．

　個人情報の取り扱いなどが規定された個人情報保護法は，プライバシーを直接的な対象としたものではありませんが，患者さんのプライバシーを保護・尊重することは，医療職としての基本です（図）．

解説 2　リハビリテーションにおいて大切なプライバシーの情報

　ここでICFを思い浮かべてみましょう．心身機能や能力の向上には，現病歴，既往歴，各種の検査や能力評価の結果などの情報が必要となりますが，患者さんのプライバシーに関する情報は必ずしも必要ではありません．そのため，個人的なことに立ち入らなくてもリハビリテーションは行える，と考えている人がいるかもしれませんが，実はそうではありません．

　リハビリテーションでは，その人の動機や思いを引き出し，「こうなりたい」という目標を

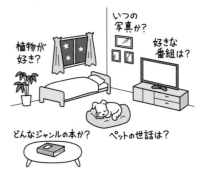

図　プライバシーと個人情報

プライバシー
(趣味，嗜好，習慣，信条，年収，賞罰など)

個人情報
(氏名，生年月日，住所など)

「参加」を促すプライバシー情報

植物が好き？
いつの写真か？
好きな番組は？
どんなジャンルの本か？
ペットの世話は？

立て，やる気や意欲を高めていくことが必要ですが，そこにはプライバシーといわれるその人固有の情報が大きく関わってきます．ICFでいえば「個人因子」になりますが，それらをどのように使っていくかということが「活動・参加」を向上させていくためには重要です．

　特に「参加」の支援には，個人に関わる情報は必要不可欠です．その人のこれまでの生活，生き方のなかに，その人が「やりたい」と思う生活目標の手がかりがあります．個人に関する様々な情報を集め，全人的に患者さんを理解することが，リハビリテーションでも重要です．

解説 3 　個人に関わる情報の入手方法

　患者さんの私的な生活や考え方などを興味本位に質問したり，本人が話したくないのに無理に尋ねたりすることは，絶対にしてはいけません．個人に関わる情報は，相手の気持ちを考えながら慎重かつ丁寧に，節度をもって聴取していきましょう．

　前院からの情報提供書やソーシャルワーカーなどが聴取した情報を活用しますが，それらに含まれていない生活や思いに関する情報は，療法士が補完的に聞いていかなければならないことも少なくありません．しかし，拙速に聞いていくことは避け，信頼関係の構築具合に応じて聞く内容を変えていきましょう．そうすることで，患者さんはいろいろなことを話してくれるようになります．上手に思いや本心を聞き出す会話力は，療法士にとって必要なスキルでもあるでしょう．

　患者さんの個人に関わる情報は，家族や親戚，友人などからも得られることがあります．家族の面会など，直接会って話を聞ける機会を有効に使い，家族からみた患者さんの生活の様子や嗜好などを効率よく聴取していくことも必要です．

　また，リハビリテーション指導などで自宅へ訪問するときには，その家の状態から個人に関する情報を得ることができます．好きなもの，大切にしているもの，趣味や習慣としていること，家族との関係性など，その環境からその人の様々な側面を知ることができます．

∞ Memo　個人情報保護と地域共生社会

　昔の田舎町では，家の鍵は誰もかけず，他人の家であっても無断で上がり込むなど，住民同士の関係性は濃く，家庭のことに干渉してくることも当たり前でした．このような共同体では，個人の情報を隠さず共有し合うことは普通だったかもしれません．以前は，個人と社会の境界を曖昧にして住民のつながりを強くすることで，外敵や災害などから自分たちを守っていたのでしょう．

　今日では，個人情報の保護が強く意識され，なるべく個人の情報を表に出さず匿名化しようとする風潮があります．これは社会が複雑になったことで多様化した犯罪から身を守るために必然的なことでもあるでしょう．また，社会や組織よりも個人を大切にしようとする価値観の変化もそれを後押ししているかもしれません．しかし，その弊害として，共同体としてのつながりは薄くなり，近所に住んでいたとしても互いに助け合える関係は生まれにくくなっているように感じます．

　現在，日本は改めて地域共生社会の実現によって人々の助け合いを促進し，これからの時代を切り抜けていこうと提唱しています．しかし，それは昔の田舎町と同じ形ではなく，今の時代に合った共生のあり方としてつくられていくでしょう．とても難しい課題とも思われますが，その人への思いやりの気持ちをもって，その人はどのような人なのか，どのような状況にいるのかを，再び知り合うところから生まれてくるのかもしれません．

Ⅳ　生活期リハビリテーション編　生活期のアプローチ

Q72 自分の意思を十分に表出できない人に対して，どのように支援していけばよいのでしょうか.

KeyWord 意思決定，認知能力，情報提供

A
● どのような人であっても，自分のことを自分で決める権利をもっていますが，高齢になることや障害があることで，本来の意思の表出が阻害されていることがあります.
● 適切な意思決定のためには，十分な情報提供や，不安や遠慮を生じさせない態度を心がけることが大切です.
● 患者さんの認知能力によっても意思の引き出し方を変え，その人らしさを尊重していきましょう.

解説1　意思決定を支援すること

人が生きていくうえで，「自分のことを自分で決める」ことの重要性を否定する人はいないでしょう.

しかし，高齢者や障害者に対して，本人の意思にそぐわない決定が行われたり，本人が納得していないのに話が進んでしまったりすることは，決して少なくありません. また，認知症などによって十分な意思決定能力をもたない人の場合では，最も良い決定が行われるように関わることは容易なことではないでしょう.

退院先の決定，受けたいサービス内容，リハビリテーションの目標などに，自分の意見を表明することは，自分自身の人生を納得して受け入れ，自分らしく前向きに生きていくために，たいへん重要です. 療法士は，「その人らしい意思決定が行われているか」という課題に敏感になり，常にこの点に配慮しながら関わっていくことが求められています.

解説2　意思決定における注意点

◆情報は十分に提示されていますか

情報不足，制度の理解不足などで，必ずしも良い意思決定ができないことがあります. 本人に正しい決定ができるだけの十分な理解があり，それに対する十分な情報提示がなされているかどうか，常に確認し，本人が後悔のない決定ができるように援助していきます.

◆不安や遠慮はありませんか

患者さんが「早く決めないといけない」という焦りに襲われたり，「こんなことを聞いてはいけないのではないか」と遠慮したり，「これ以上もう迷惑をかけてはいけない」と主張を抑えてしまったりしている様子はないでしょうか. 十分に安心し，落ち着いた状況で，本人ら

しい思いや考えを引き出せるように支援していくことが重要です.

◆意思決定に必要な認知能力は保たれていますか

「認知症があるから意思決定できない」「認知症がないから意思決定できる」というように,単純に二分できるものではありません.総合的な認知能力は時間と共に少しずつ変化していくため,本人の状態に合わせた援助が必要になります.

解説 **3** 認知能力と意思決定支援

　高齢になることや障害があることで,本来の意思の表出が阻害されていることがあります.ですので,その人らしい意思決定を支援するためには,患者さんの認知能力に応じた働きかけが大切になります.患者さんの,①認知能力が概ね問題なく保たれている場合,②認知能力にやや低下が認められる場合,③認知能力に重度の低下が認められる場合,それぞれに応じた働きかけをどのように考えていくとよいか,表にまとめました.たとえ意思の表出が阻害されていたとしても,その人を中心に,時にその人の思いを推しはかりながら,その人の意思決定を支援していくことが肝要です.

表　認知能力に応じた支援

認知能力	特徴	基本的な対応
概ね問題なし	意思決定の能力はあるが,自信がなく,周りの人に遠慮し,自分の意思を抑え込みやすい	真の思いを傾聴しながら引き出し,その実行に向けた具体的な援助を行う
	事例:退院後,何とか杖歩行で外出が可能になったAさん.家族は屋外での転倒を心配し,できるだけ自宅にいてほしいと考えていたため,Aさんは友人とのゲートボールを諦めていました.療法士は,その思いに気づき,安全な方法での移動を練習したことで,「本当はゲートボールをしたい」とAさんは自分の希望を言えるようになりました	
やや低下	自分の思いと周りの状況を考慮しながらの判断はできず,適切でない意思決定をしてしまう	選択肢を提示したり,わかりやすく誘導したりすることで,日常生活への適応を援助する
	事例:物忘れがあり,バスに乗り間違えることが多いBさん.「亡くなった夫の月命日に墓参りに行く」と言って一人で出かけようとします.療法士は,孫と一緒に行くと,亡くなった夫もきっと喜んでくれると提案し,孫が同行できる週末に墓参りに行くよう働きかけました	
重度の低下	自分で思考したり,物事を決定したりすることが難しい	意思決定の場から外さず,これまでの生き方を尊重しながら一緒に決める.本人の意思がわからない場合は,その人の思いを推しはかっていくことが重要となる
	事例:重度認知症のCさん.家族の顔もわからず,尿失禁もみられます.自分の希望を言うことはありませんが,以前に「妻に負担をかけたくない」と言っていたという情報を聞いていた療法士は,家族との話し合いの場をつくりました.その結果,夫婦で入居できる介護施設へ入所することとなり,妻も安心のようでした	

Ⅳ　生活期リハビリテーション編　生活期のアプローチ

Q73 患者さんの思いが尊重されず，家族の意向だけでリハビリテーションが進んでいきそうです．どうしたらよいでしょうか．

KeyWord　患者の思い，家族の意向，リハビリテーション計画

A
● 患者さんと家族の思いは，時としてすれ違い，一方の思いに偏ってリハビリテーションが進められてしまうことがあります．

● リハビリテーションの方針や内容は，患者さんや家族との情報共有と相互協力に基づいて決定されなければならず，そのためには双方の思いを十分に把握することが大切です．

● 療法士は第三者の立場を活かし，患者さんと家族の思いをしっかりと引き出し，課題解決に導く役割があります．

解説1　**患者さんの思い，家族の思い**

　　ある脳卒中の患者さんのお話です．患者さんは60歳代の女性で，右片麻痺と失語症があり，車椅子を使用しトイレ動作などは一部介助でした．自分の障害や状況は理解できているようで，リハビリテーションにも前向きにがんばっていましたが，自分の思いを言葉で伝えることはできませんでした．一緒に暮らしていた夫とは，互いに思いやり，夫婦関係はとてもよかったようです．

　　退院に向けて夫は妻の安全を第一に考え，妻ができないことは自分がすべて行うと決めていました．そのことに患者さんは時々涙することがありましたが，とりあえずは在宅でのケア計画がそのように決定しました．しかし，それからは患者さんのリハビリテーションに対する意欲がなくなり，笑顔も少なくなりました．

　　患者さんの思いとしては，できるだけ夫に負担をかけずに，自分でできることは自分でしたいという思いがあったようです．しかし，夫の思いとしては，妻が安全で楽に暮らしていけるように何でも手伝うというものでした．患者さんの思いが家族にうまく伝わらず，家族の思いや判断だけを元にしてリハビリテーションやケアが進められてしまいました．

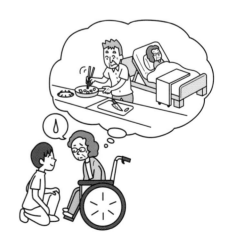

解説2　**インフォームド・コオペレーション**

　　上記のようなことは本来あってはならないことですが，実際には時々起きてしまっているように思われます．

医療の方針や内容を決定するときには，患者さんへのインフォームド・コンセント（説明と同意）を行うことが常識となっています．しかし，これが一方的な説明と形式的な同意になってしまっていることも少なくありません．

最近では，インフォームド・コンセントを一歩進めて，インフォームド・コオペレーション（情報共有と相互協力）という考え方も示されており，双方の合意と協力に基づいて行うことが重視されています．特にリハビリテーション医療は，患者さんや家族と目標を共有し，互いに協力することが欠かせませんので，カンファレンスなどにおいてもインフォームド・コオペレーションを意識して方針決定を行うことがとても重要です．

解説 **3** 療法士の役割

リハビリテーションの方針や内容を決定するうえで，その当事者である患者さんと家族の思いが第一に尊重されなければなりませんが，そのなかで私たち療法士には，どのような役割があるでしょうか．

患者さんは，私たちが考えている以上に介護される側として負い目を感じていたり，立場的に弱い状況にあったりします．もちろん，介護する側の家族にも様々な事情があり，一概に強い状況にあるわけではありません．また，家族だからといって意思疎通がよいとは限らず，家族だからこその遠慮や気遣い，遺恨などが背景にあり，複雑な人間関係が存在しているかもしれません．

このような状況下では，むしろ第三者の立場の者が間に入ることが効果的な場合があります．療法士は，在宅での様々な課題に対して患者さんや家族がどのように考えているかを傾聴し，その気持ちも含めて中立的に受け止め，繋いでいくことができる立場にあります．そして，その課題解決に向けた現実的な対応方法を提案したり，相互の仲介役となったりすることができます．私たち療法士には，第三者だからこそできる役割があるのです．

💬 **訪問療法士の
ひとこと**　　**人となりを知る**

私は長らく訪問リハビリテーションの現場に携わっていますが，いつも気になることがあります．

それは，利用者さんがどう思っているのだろうかということです．「私が行っている訪問リハについて納得してくれているのだろうか」「満足しているのだろうか」から始まり，「療法士についてどのような理解をしてくれているのだろうか」「目標としたことについてどう考えているのだろうか」「そもそも自分の毎日の生活と障害についてどう考えているのか」「この先の暮らしの展望はどうなのか」「何を思って日々を過ごしているのか」など，疑問は尽きません．療法士として自分なりにいろいろと工夫しながら，直接的な言葉だけでなく日々の様子から「どのような考えや思いをもって暮らしているのか」を掴むようにしています．

このようなことが"その人となりを知ること"であって，利用者さんと協働してリハビリテーションを進めるうえで重要なことだと思っています．若手の療法士の訪問リハビリテーションに同行したときには，彼ら療法士からプログラム内容や自身の振る舞いについてアドバイスを求められますが，まずは「利用者さんが今の自分をどう思っているのか，あなたは掴んでいますか」と答えています．目に見える現象は掴みやすいのですが，"その人となりを知ること"がすべてのスタートであると私は思っています．

Ⅳ　生活期リハビリテーション編　生活期のアプローチ

Q74 通所リハビリテーションや訪問リハビリテーションは，利用者さんに寄り添い，ずっと継続すべきではないでしょうか.

KeyWord 寄り添い，サービス継続・終了，漫然

- 通所リハビリテーションや訪問リハビリテーションは，制度上，必ず終了させなければならないというわけではありませんが，利用者さんと療法士の間で共通の目標を設定し，計画的に行うことが求められます.
- 「寄り添う」姿勢を大切にしながら，何が本当に必要なサービスなのかを考えられる，客観的な視点をもっている必要があります.

解説 1　制度とサービス提供に関わる近年の動向

　　通所リハビリテーションや訪問リハビリテーションについて，制度上では，終了に関する記載はありません．期間を限定したサービスであることも触れられていません．もちろん，厳しい財政状況のなか，無駄なサービスを提供してよいわけではなく，評価をきちんと行い，明確な目標を共有し，具体的で生活に貢献するアプローチを行わなければならないことはいうまでもありません.

　　漫然としたリハビリテーションを継続して行うことへの批判は強く，リハビリテーションサービスは期間限定で行うべきである，という議論は常に存在していることをしっかりとわきまえておく必要があります.

解説 2　治せるわけでないリハビリテーションに意味はあるか

　　リハビリテーションを終了できた理想的な事例を示します．82歳の女性，要介護1でした．慢性腰痛などの骨関節疾患のため，フレイル状態にありました．訪問リハビリテーションが開始され，OTが介入してIADLに働きかけたところ，3か月の関わりでヘルパーと一緒に炊事・買い物ができるようになりました．その後，他のサービスに移行し，訪問リハビリテーションは終了になりました.

　　他方，終了がみえてこない事例もあります．85歳の男性，要介護5でした．多発性脳梗塞で，胃瘻を造設していました．医療的ケアが必要で，レスパイト目的の短期入所サービスも利用していました．認知・コミュニケーション面において徐々に低下が進行しており，その状態の変化に応じた家族への助言，指導，ケアが必要になります．訓練等のリハビリテーションサービスは必要ないかもしれませんが，療法士による専門的な支援は継続的に必要です.

　　リハビリテーションサービス終了の見通しは事例によって大きく異なり，事例ごとに考え

ていくべきテーマであるといえます.

どのように寄り添っていくのがいいか

　相手の気持ちに共感して理解する,信頼関係を築きながら援助していく,このような関わりが,寄り添っていくことだと考えられます.

　寄り添い続けることは,医療や福祉の専門職として,教育過程で教示されてきた基本的な態度であり,専門職としてのあるべき態度だといえるでしょう.しかし,この姿勢と「在宅で生活している限りは,サービスはずっと続けて当たり前」という考え方は,別のものであると考えなければいけません.「寄り添う態度」をもちつつ,専門職として客観的な態度で課題に向き合えることが必要です.時に分析的・俯瞰的に物事をみて,客観的に状況を捉えていくことが必要でしょう.

チームケアであるという認識

　利用者さんに寄り添う態度と,客観的な態度を併せ持つことは,時にジレンマを生じさせます.このようなときは,チームアプローチの視点から,在宅チームを眺めてみてください.他者(他職種)の意見を聞いてみることで,必ずしもリハビリテーションの継続が必要ではないと気づけることもあります.すべてのサービスを盛り込むことがチームケアではなく,必要なときに必要な支援が遅れることなく行われることが大切なのです.そして,当事者を含め,チーム関係者が「そのサービスの継続は必要である」という結論であるなら,継続することに何ら問題はありません.

> **∞ Memo** 　**ナラティブな対応(アプローチ)**
>
> 　「寄り添う」という関わりを象徴する方法論として,「ナラティブ・アプローチ」を紹介します.
> 　「ナラティブ・アプローチ」とは,相談相手を支援する際に,相手の語る「物語(narrative)」を通して,解決法を見出していくアプローチ方法です.現在,医療・臨床心理・ソーシャルワークなどの分野で取り入れられています.「ものごとは,社会との相互の影響のなかで形づくられ,影響を受けて変わりうるものであり,人々の間で言葉を介して構成されている」という考え方であり,「人々の人生や人間関係は,個人や人々のコミュニティが,自分たちの経験に意味を与えるためのストーリーによって形づくられる」という考え方を出発点としています.
> 　まずは,その人にストーリーを語ってもらうことで,問題や課題を外に出してもらいます.語り手と聞き手が語りを通して相互に影響し合い,ストーリーが変わっていくことで,考え方や課題を変えていくことができる,と考えます.
> 　ナラティブ・アプローチでは,専門家が相談者に対して一段上の立場に立つことはありません.専門家として助言や指導をしたり,その問題について判定したりしません.その人が語る物語を聞きながら,その人らしい解決法を一緒に見つけていくのです.新たなストーリーを生成し,再構築するなかで,問題のある状況と決別することを目指します.

Ⅳ　生活期リハビリテーション編　生活期のアプローチ

Q75 神経難病でどんどん悪くなっていく利用者さんに療法士が関わる意味があるのでしょうか.

KeyWord 　神経難病，寄り添い，回復 / 維持

A
- リハビリテーションは回復や維持を目的とするもの，というイメージがあるかもしれませんが，それだけではありません.
- 生活機能の悪化をできるだけ緩徐にする，環境を整えて暮らしやすくする，心のつらさに寄り添う，その人らしい生活の可能性を見出すなど，療法士ができることはたくさんあります.
- 少なくともQOLの向上には限界を決めず，チームで力を合わせて取り組む姿勢も必要です.

解説 1　悪化していく進行性疾患に関わることの意味

　神経難病は一般的に治療法が確立していないために，病状が徐々に，あるいは急激に悪化し，これに伴って生活機能も低下していきます. 生活に改善や維持が期待できず，療法士の介入に意味がないと感じてしまうことがあるかもしれません.

　しかし，リハビリテーションの目標は回復だけではありません. 療法士にできることはたくさんあります. ここでは，神経難病で身体機能や活動が制限されていく筋萎縮性側索硬化症（ALS）を例にとって具体的に考えてみます.

解説 2　機能回復以外の目標を立てる

　ALSは進行性疾患のため，症状が進行します. 機能回復を基調としたアプローチは適当でなく，「筋力低下の進行を緩やかにしていく」という視点をもつことが重要です. 近年，適切な筋力トレーニングによって進行が緩徐になることが報告されています. 生活を維持していくために，少しでも進行を遅らせられることには意味があります.

　また，環境を整えて暮らしやすくするために，適切な福祉用具を利用していきましょう. 段階的に悪化してしまう先の見通しをもち，先手先手で必要となる対策を立てることも重要な役割です.

　心のつらさに寄り添う，尊厳を保持する，という観点から，療法士の知識・技術でできることがあります. 特に，「参加」の視点から，患者さんができることを探っていくことも重要です. 四肢麻痺であっても，全介助であっても，サービスやボランティアの利用，家族のアイデアなどによって，目標をみつけられることもあります.

解説 3　視点を変えてみる

　　障害者自身の取り組みの様子を知ることや，先輩療法士のアプローチを聞くことも重要でしょう．当事者の手記，それを支える周囲の人たちの奮闘など，情報を収集してみましょう．それらから学び，視野を広くもつことも必要です．

解説 4　一人で抱え込まない

　　在宅ケアでは，他の事業所の関わりが直接的に感じられにくいために，チームワークを感じにくい状況があります．しかし，困難な事例ほど介入する事業所や職種が多く，多様なアプローチの可能性を広げていると考えることもできます．職種の関わる領域は明確に区分されているわけではなく，オーバーラップしています．チームで課題を共有し，共通の目標をみつけていくなかで，自領域で行うべきアプローチがみえてくることもあります．多職種の知恵を借りることも大事な視点の一つです．

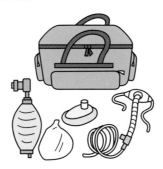

> ❤ **訪問療法士のひとこと　ALS患者さんとの出会い**
>
> 　病院勤務2年目の頃，地域保健所の求めで週1回ほど訪問指導事業に関わることになりました．この活動の初期に出会ったALS患者さんからは，今も有形無形の影響を受けていると感じています．
>
> 　超ベテランの訪問看護師に何度も同行しました．この患者さんは50歳代の女性で，訪問開始時点で眼球運動と口唇の一部，左足趾の一部に随意運動が残存するのみでした．気管切開をし，24時間人工呼吸器を装着していました．主治医と看護師から自発呼吸が2分程度であることを確認し，看護師の助言でアンビュー®バックにて呼吸介助しながら，夫の車で20分ほど外出したり，車椅子に長時間乗れるようにクッションを工夫したりして，介入していました．意思伝達に関しても，足趾の動きに反応するデバイスを導入しましたが，半年後には眼球が動かなくなり，潰瘍ができてしまい，意思表示の方法を失い，いわゆるロックドインシンドローム（閉じ込め症候群）の状態になりました．
>
> 　このとき，私はそのベテラン看護師に「これ以上できることはないのですが，どうすればよいでしょうか」と相談しました．「そうね．仕方がないかな．あとは私たち看護師ががんばるよ」という返答でした．
>
> 　あのときを思い返すと，療法士として，人として，自分はまだまだ未熟だったな，と悔しい気持ちが沸き起こります．自分なりにできることは何でもやったつもりでしたが，最後はやれることがなくなりました．今ならもう少しできることがあったな，と思い返しています．
>
> 　ALS患者さんをめぐる状況も，当時と比べるとだいぶ変化しています．医療技術がさらに発展し，様々な支援機器があります．ALSに罹患した患者さん自らがSNSで発信したり，仲間同士で交流したり，それを支える家族やボランティアもSNSを通じて交流しています．療法士として彼らを支えるために，様々な生活の実情に触れ，体感を伴った理解が必要であると思います．

Ⅳ　生活期リハビリテーション編　生活期のアプローチ

進行性難病やがんの末期などで死が迫っている利用者さんに療法士は何ができるのでしょうか.

KeyWord　終末期，その人らしさ，看取り

> ●死が迫っている人への対応は簡単ではありませんが，近年では看取りに関わるリハビリテーションが積極的に行われ始めています.
>
> ●最期までの時間を快適に過ごすための痛みの緩和，介護負担の軽減，環境調整，家族とのコミュニケーションやその人にとって意味のある活動の支援など，その人らしく生き，そして死んでいくことを支えるために，私たちにはできることがあります.

解説 **1**　「死」に向き合うこと

　　機能や能力の回復だけがリハビリテーションであると思っていると，死が迫った人にできることは何もないと感じてしまうかもしれません. しかし，そうではありません.

　　療法士にとっては，死は身近ではなく，実感を伴いにくいかもしれません. 日頃，死について考えることがないまま，死が迫った人に接することは，不安が大きく，接し方がわからず，戸惑いを感じることもあるでしょう. 死は，決して特別なものではありません. そして，死が迫った人に対しても，リハビリテーションができることはあるのです.

　　どう接していいかわからないときは，明るく，優しく，接してみてください. 本人や家族は，あなたの素直な態度を最もありがたいと感じています. 死を「自分には関係ない」と避けて通ったり，終末期には「どうせ何もできない」と諦めてしまったりせずに，死にゆく人々に対して，リハビリテーションは何ができるのか，専門職として考えてみましょう.

解説 **2**　終末期リハビリテーションと看取り

　　本格的な高齢社会を迎え，死が迫った人への終末期医療は，今後さらに増えていきます. 近年，「どんな状態であっても長く生きること」を良しとする社会から，「残された時間を有意義なものにする，自分らしい最期を過ごすこと」に価値を置く社会へと，変化してきていると感じられ，看取りの重要性は高まっているといえます.

　　看護師の役割のなかで，死が迫った人への関わりは「ターミナルケア」「看取り」などと称され，重要視されています. 看取りとは，「近い将来，死が避けられない人に対して，身体的苦痛や精神的苦痛を緩和・軽減し，最期まで尊厳ある生活を支援すること」です.

　　看取りは，誰もが避けることのできない死に対して積極的に向き合い，残された時間をどのように過ごすのかを考えながら関わり，「良い人生だった」と感じ，納得して死を迎えられ

るように支援していこうとする取り組みです．看取りの支援は，本人に対してだけでなく，グリーフケアのように，残される家族に対しても取り組まれるべきものでもあります．

　看取りには，リハビリテーションとして行えることもあり，療法士は看取りについての知識と意識をもち，積極的に関わる姿勢が今後さらに求められていくでしょう．

解説 3　最期までの時間を快適に過ごすための支援

　終末期においてリハビリテーションが目指すものについて考えます．

　まず本人や家族が少しでも快適に過ごすことを支援しましょう．看護師と協力し，医療的ケアの状況を把握しながら，痛みを緩和する，介護負担を軽減する，過ごしやすい環境を整えるなどに取り組みます．病状や能力の変化に合わせて，細かく提案していくことが大切です．

　まだできることがあるならば，それを評価し，本人や家族にとって優先順位の高いことを1つでも行えるように考えましょう．少しでも体を動かす，少しでも食べる，少しでも好きなことをするなど，その人ごとに意味や価値が異なるので，確認しておくことが大切です．

　安楽や快適さを感じることで，終末期にあっても気持ちが明るくなったり，前向きになったりすることにつながります．家族の介護負担の軽減のため，短期間であっても福祉機器を導入するなど，最期までの時間を良質なものにできるように考えます．

解説 4　最期までその人らしくあるためのコミュニケーション援助

　本人と家族の関係を支援し，コミュニケーションを援助しましょう．終末期には意思表示が難しくなることも少なくありませんが，OTやSTが関わることで，本人の言葉や気持ちを汲み取ることができ，家族とのコミュニケーションを拡げられる場合もあります．その人らしさを尊重し，本人と家族が関わることによって，最期まで納得できる時間をもつことにつながる場合もあります．

　家族の気持ちを聞く機会をもつことも重要になります．家族は，身体的・心理的負担を感じており，疲れていることが少なくありません．専門職に気持ちを話すことで，楽になったり，「これでいいんだ」と気づくことができる場合もあります．

解説 5　チームでの関わり

　終末期への関わりは，一人で抱え込まず，チームで協力し合って進めることがとても大切です．看取りの経験がある看護師，親の死を経験しているスタッフがいれば，アドバイスを得られることもあります．また，多職種が関わることで様々な角度からの介入を検討することができ，「まだこんなことができる」と気づくこともあります．さらに，チームで「○○さんの人生の締め括りを，みんなで良いものになるように取り組もう」と考えることで，経験の少ない療法士でも目標をみつけることができ，気持ちの負担を軽減させられることもあります．

Ⅳ　生活期リハビリテーション編　生活期のアプローチ

Q77 生活期では専門を絞り込むより，いろいろと広く対応できるほうがよいのではないでしょうか．

KeyWord 専門療法，地域包括ケア，在宅療法士

A
- 生活期の患者さんの課題は，医療・介護・福祉にわたった複雑なものが多くあり，それらを一人で対応していくことは極めて難しく，現実的でもありません．
- 一人では難しいことであっても，様々な職種が専門性を活かし合い，チームで関わることで，複雑な課題にも対応していくことができます．
- 一人で解決しようとせず，他職種の力を借りながら，患者さんにとって最善となることを行うことが何よりも大切です．

解説 **1** 生活期の課題への対応

　　回復期から生活期にかけてのリハビリテーションの課題は，医学的なものから社会的なものまで幅広く，医療・介護・福祉が複雑に絡み合ったものになります．健康状態の問題は，患者さんのADLに影響を及ぼすだけでなく，それによって家族による介護を必要としたり，従来の生活に制約を受けたりします．そして，そのような状況は患者さんと家族の心理状態や経済状況にも変化を与え，それまでとは違った人生の様相となることもあります．

　　回復期を過ぎて残存した患者さんのADL障害が完全に良くなる見込みは小さいため，生活期の課題を医学リハビリテーションの技術だけで解決することはできません．このような患者さんには，もちうる能力を最大限に活用し，その人のできることや長所に目を向けていく支持的援助が有効です．また，様々な社会制度を利用し不足している生活力を補うとともに，地域の住民やボランティア，公共・民間サービスなどの社会資源をうまく使い，活動的な地域生活を再建していくことも必要です．私たちは，これらすべてを熟知し，高度なレベルで提供・援助できる療法士になることが理想かもしれませんが，それは極めて難しく，それができる人材の育成を一般化できるとも思えません．

　　しかし，一人の力では難しくても，複数の多様な専門職の力を結集させることで，同様な効果を期待できます．それを実現させる仕組みが多職種チームであり，回復期リハビリテーション病棟では当たり前のものになっています．生活期においても地域単位でのチームが組織的に編成され，多職種の専門性が活かされたサービスや援助が体系的に行われれば，より効果的な地域包括ケアを実現できるのではないでしょうか．

解説 **2** "リハビリ訓練"から専門療法への進化

　　昨今の介護保険サービスは，利用者の自立支援が共通した重点課題になっており，自立支

援は療法士に限った役割ではなくなっています．ちなみに，介護福祉士の専門性は，「介護実践」「自立に向けた指導」「環境調整」などとされており[1]，「介護実践」を除いては生活期の療法士の役割とほとんど同じといえます．

　理学療法は「運動などの物理的手段」を，作業療法は「作業」を，言語聴覚療法は「言語聴覚における認知的手段」を専門療法の本質としていますが，患者さんの要望の表層部分にしか目が向けられず，目的や手段が曖昧な"リハビリ訓練"で済まされてしまっていることがあります．法的には理学療法などは有資格者による独占業務ではありませんので，その名称さえ用いなければPTが作業療法を行っても，OTが理学療法を行っても問題はありませんが，それらは"PTでもできる作業療法"，"OTでもできる理学療法"とよばれてしまいかねません．

　従来，生活期における療法士の人数が少なく，やむを得ずリハビリテーション業務の範囲を広げ，目の前の患者さんに対応しなければならないこともあったと思います．しかし，療法士が量的に充足されたにもかかわらず，その業務内容が昔のままだとしたら専門療法としての進化は望めません．

　本来の専門職は，他職種では代替できない知識と技術をもってチームに貢献でき，主体的に自己研鑽し患者さんや社会のニーズに応えていける者です．療法士は，地域包括ケアチームのなかで独自の専門療法を行える者として認知され，患者さんのために最善の専門スキルを提供していかなければなりません．長く続けられている既存の業務形態や体制を変えることは難しいかもしれませんが，生活期においても療法士の専門性の活かし方を考え，リハビリテーションのスタイルを進化させる時期かもしれません．

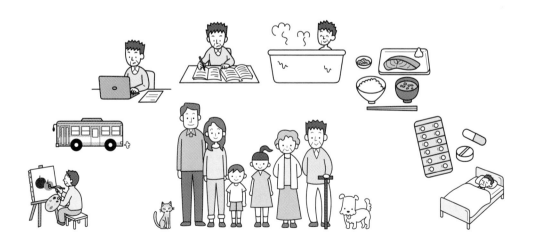

文献
1）益社団法人日本介護福祉士会：介護福祉士の専門性.
　　https://www.jaccw.or.jp/about/fukushishi/senmon　（2023 年 3 月 1 日閲覧）

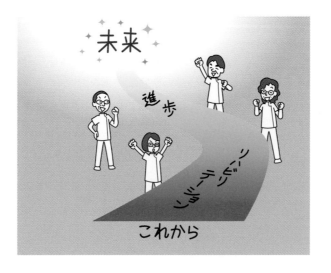

この本を手にとっていただいた"あなた"へ

根気強く，ギモンに向き合おう

　慌ただしく流れてゆく日常のなかで，"あなた"はどのようなギモンを感じて過ごしているのでしょうか？　そのギモンは，うまく解決できていますか？　解決できないギモンに向き合い続けることに辛くなり諦めてしまっていませんか？

　私たちの仕事は，完璧といえる姿で成し遂げられることは少なく，多くは課題を残したかたちで終結します．なぜなら，私たちが関わっている人たちは"障害がある人"だからです．それゆえに，私たちのギモンや悩みがなくなることはありません．もし"あなた"がギモンや悩みをもたなくなったのであれば，それは"あなた"が一流になった証ではなく，一流になる可能性を失ったということです．

　私たちは今，激動の時代の真っ只中にあり，リハビリテーションも例外ではありません．何が正しく，何が当たり前なのか，数年後には大きく変わってしまうことはめずらしくなく，それに翻弄される毎日です．しかし，その変化のたびに，私たちはギモンに向き合い，何をどのようにすればよいかを考え，失敗を繰り返しながら前に進んできました．そして，これからも同じように繰り返されていくのでしょう．

　その歩みは決して楽なものではありませんが，"あなた"には障害のある人たちを思いやる心と，その人たちを支える力があります．そして，"あなた"の周りにも同じ思いをもった仲間がいるはずです．私は人に誇れるものは何ひとつありませんが，私の周りにはとても素敵な仲間がいます．この本を共に作り上げてきた森田さん，坂田さん，宮田さん，三輪書店の大野さんには絶大なお力添えをいただきました．また，患者さんに真心を込めて誠実に向き合い，真のリハビリテーションに挑戦し続けてくれている職場のスタッフたちは，いつも私に多くの感動とパワーを授けてくれており，心より感謝しています．

　本書にある77のQ＆Aは，数あるギモンのごく一部であり，その回答も一例に過ぎません．最も大切なことは，"あなた"が感じたギモンをきっかけに，"あなた"と，"あなた"の仲間が一緒に話し合い，"あなた"たちなりのチャレンジを行うことです．その答えは患者さんが出してくれると思いますが，もし何も改善せず失敗に終わったようにみえたとしても，"あなた"たちの心は患者さんには伝わっているはずで，そのことこそが最も価値のあるリハビリテーションの成果です．

　"あなた"が目の前の一人ひとりの患者さんのために多くのギモンをもち，仲間と共にたくさん悩み，小さなチャレンジを続けてくれることを心より願っています．

後藤伸介

迷いは，成熟への途中経過

　早いもので，理学療法士の資格を取得してから30年に余る月日が経ってしまいました．自分なりに，勉強してきたつもりですが，今，振り返ると「本当に身になるように努力したのだろうか」と反省ばかり先に立ちます．

　今回の執筆は他のベテラン療法士と意見交換を積み重ねながら書き連ねたものです．私は最初こそ意気込んでおりましたが，最後のほうはずいぶん他の方に助けていただいたというのが正直なところです．それでも，仲間との意見交換をしながらの執筆・編集作業は勉強会さながらであり，貴重な時間であり，とても楽しい時間でもありました．

　「若い療法士の皆さんのために，書こうじゃないか」「我々が学んだことをここで伝えなくてどうする」，そんな憂いと，熱い気持ちをもちながら意見交換の時間をもち，気がつけば2年半ぐらいの時間が経過してしまいました．しんどい部分もありましたが，共通の価値観が根底にあることを，ほぼ最初から察知できていたこと，他の編著者に対する深い信頼を寄せており，私は何を言っても大丈夫だ，という気持ちのなかで意見交換の時間をもてたから続けられたということだと理解しています．

　さて，私自身は新卒療法士から10年目ぐらいまでは急性期・回復期を臨床で過ごしましたが，それ以降は，訪問リハビリテーションがライフワークで，いわゆる生活期を主として仕事をしてまいりました．そのため，本書の生活期に関する項目を多く担当させていただきましたが，今，改めて思うことは，急性期・回復期とは繋がっているのであり，それぞれが別次元で存在しているのではないという当たり前の事実です．日本の医療・介護保険制度を背景にすると，療法士の分担が職場ごとに明確に分かれており，その繋がりを実感・理解するために長い年月を経て個人の療法士が気づくようでは，患者さんや利用者さんに良質な医療を標準的に提供できるような世の中にならないと考えます．その反省も踏まえて，誰もがつまずきやすい事柄について，考える物差しを提示し，できるだけかみ砕いて説明させていただいたつもりです．

　若手で知識がないと言って迷っている方々に少しでも参考になれば，という思いのほか，ベテランでも少し心が硬くなっているような方々にリフレッシュ目的で手にとって読んでいただきたいと思う次第です．

　最後になりましたが，三輪書店の大野さんには本書執筆にあたり，多大なるご支援をいただきました．改めて，深謝いたします．

宮田昌司

作業療法士という仕事に巡り合えた幸運

　この本の編著者に加わり，自分の仕事について考える機会となり，非常に貴重な時間となりました．この経験の終わりに，私の作業療法士人生を振り返って思うことを皆さんにお伝えしたいと思います．

　私がリハビリテーション病院で作業療法士として働き始めたのは昭和の終わりごろでした．その頃の私には，作業療法が何なのかつかめていなくて混乱していました．患者さん一人ひとりの作業療法目標を掲げられていたのかさえ自信がありません．当時は常に数人の担当患者さんの作業療法を並行して実施していました．患者さん同士で話しながら作業療法室での交流も楽しんでおられ，作業療法室は人でいっぱいでした．先輩作業療法士たちが先駆的に様々な試みをして私にも教えてくれたので無我夢中で真似をしました．ADL練習，調理練習，訪問の家屋調査，脊損者の自動車乗り降り練習，電車・バスの利用練習，レクリエーション，リハビリミニレクチャー，患者家族会，バス旅行……．現在のように福祉用具もなかったため，アームスリングや自助具，シャワーチェアまで作成しました．振り返ってみると，多様な作業療法を提供していたのだと再認識しました．その頃の経験が土台となって今の私がありますが，もう少し作業療法に何ができるのかわかっていたらと悔しさでいっぱいです．

　私は作業療法士として働き30年を超え，その半分以上を回復期リハビリテーション病棟での勤務で過ごしました．リハビリテーション医療だけでなく様々な知識・技術が進歩して生活環境・社会環境が変化しました．作業療法は多職種チームのなかで連携・協働しながらman-to-manで提供され，効果が示されている治療法も多数確立されています．福祉機器は豊富に存在し，介護保険や福祉サービスなど退院後の連携先も豊富になりました．現在も悩みは尽きませんが，「作業療法は対象者の目的や価値をもつ作業に焦点を当てた指導，援助である」ことを意識して業務でき，やりがいを感じています．これまでの経験が私の支えとなって，仲間と共に課題の一つひとつに向き合おうという気持ちにさせてくれているのだと思います．

　私が皆さんにお伝えしたいことは，療法士として良い経験を積み重ねていってほしいということです．どんなに生活環境・社会環境が変化しても「ヒト」は変わりません．療法士として患者さんと良好な信頼関係を築くことを大切にし，療法士としての物差し（評価指標）を用いて患者さんを理解し，信頼関係のもとで治療戦略を立てて治療を実施すれば，きっと満足してもらえるはずです．そして，仕事のうえでは一緒に働く仲間とよく理解し合うことが重要です．皆さんの専門性は，仲間のなかで生かされて治療効果が発揮され，仲間の力を活かして目標・目的を達成することに繋がるのです．患者さんの主体性を引き出すには，皆さん自身が主体性をもって行動することが肝要です．

　最後までご支援くださった森田さん，後藤さん，宮田さん，三輪書店の大野さんに感謝申し上げます．作業療法士という仕事ができて幸運だったと感じています．

坂田祥子

リハビリテーションの目指すもの

　言語聴覚士になり40年の歳月が経とうとしています．リハビリテーションを取り巻く状況は大きく変化し，診療報酬・介護報酬制度改定のたび，サービス提供方法は変更され，現場では実績向上の追求も療法士の重要な仕事になりました．本当は「もっと大切なものがある」と問い続け，暗中模索の霧の中で「本当のリハビリテーション」を探り，もがき続けてきた道のりでもありました．

　若かりし私は，理学療法士と手を携え，「運動」と「認知」がADLに与える影響を明らかにし，どうすれば能力を改善させられるのか，という命題に取り組みました．寝ても覚めても予後予測を考えていました．「障害を治して，社会復帰を目指す」ことがリハビリテーションの目標とされた時代でした．やがて，少子高齢社会は混迷を深め，リハビリテーションの目標は「機能・能力回復」から「生きている意味のある人生の実現」へと大きく変容しました．障害は治らず残った障害とともに生きる人生，障害があっても幸せといえる人生，それを支援することがリハビリテーションに求められていると，ひしひしと感じました．この時代の主役は作業療法士だと実感し，最近は作業療法士との連携の機会が増え，それを通じて自分のリハビリテーション観が深まっていくのが感じられました．

　本書執筆は，私のリハビリテーション観を大いに深めてくれました．答えがみつからず，困り果てることもありましたが，そのことが次の時代への道しるべとなることも実感しました．

　今の時代，覚えなくてはいけないことが多く，求められる単位数が多く，自分たちの仕事はこれでいいのかと先がみえず，若い療法士にとって苦しいことも多いと感じますが，だからこそ，私は皆さんに伝えたい．リハビリテーション専門職は本当に素晴らしい，生涯をかける価値のある仕事です．それが少しでも伝われば，本書執筆の意義があったのか，と思います．

　本書作成にあたり，仲間の療法士たちが大いに参考となる助言をくださいました．代表して，加辺憲人さん（医療法人社団輝生会）に御礼申し上げます．

森田秋子

索引

PT・OT・STのための
現場のギモンQ&A 77

発　行	2023 年 5 月 25 日　第 1 版第 1 刷 ⓒ
編著者	森田秋子, 後藤伸介, 坂田祥子, 宮田昌司
発行者	青山　智
発行所	株式会社 三輪書店
	〒113-0033　東京都文京区本郷 6-17-9　本郷綱ビル
	TEL 03-3816-7796　FAX 03-3816-7756
	http://www.miwapubl.com
デザイン	吉成美佐, 熊谷有紗（オセロ）
イラスト	松永えりか（フェニックス）
制作協力	株式会社金木犀舎
印刷所	シナノ印刷株式会社